中国健康传媒集团

中国医药科技出版社

读经典 学养生

老老恒言

清

曹庭栋 著

主 编

张小勇 陈子杰

内容提要

《老老恒言》是一部老年养生专著，全书共分五卷，前二卷讲起居动定之宜，次二卷列居处备用之物，末卷附粥谱，从日常生活、饮食起居入手畅谈老年保健方法，所述内容细致入微，通俗易懂，切实可行。为了便于现代读者阅读理解，本版按段落对疑难字词、中医术语、文化常识进行注释，并配有精美插图，特别适合广大老年朋友和中医爱好者阅读学习。

图书在版编目（CIP）数据

老老恒言/（清）曹庭栋著；张小勇，陈子杰主编. —北京：中国医药科技出版社，2017.7

（读经典 学养生）

ISBN 978-7-5067-9236-3

Ⅰ.①老… Ⅱ.①曹… ②张… ③陈… Ⅲ.①老年人－养生（中医）－中国－清代 Ⅳ.①R161.7②R212

中国版本图书馆CIP数据核字(2017)第080628号

老老恒言

美术编辑 陈君杞

版式设计 大隐设计

出版　**中国健康传媒集团** | 中国医药科技出版社

地址　北京市海淀区文慧园北路甲 22 号

邮编　100082

电话　发行：010-62227427　邮购：010-62236938

网址　www.cmstp.com

规格　787×1092mm ¹/₃₂

印张　7³/₈

字数　96 千字

版次　2017 年 7 月第 1 版

印次　2021 年 4 月第 2 次印刷

印刷　三河市百盛印装有限公司

经销　全国各地新华书店

书号　ISBN 978-7-5067-9236-3

定价　16.00 元

获取新书信息、投稿、为图书纠错，请扫码联系我们。

丛书编委会

主　审
翟双庆

主　编
张小勇　林　燕　李　建　刘丹彤　刘晓峰

张　戬　禄　颖　吴宇峰　张　聪　陈子杰

编　委
白俊杰　王红彬　寇馨云　牛逸群　李伊然

陈小愚　刘轶凡　史雨宸　温笑薇　贾思涵

宋慧荣　罗亚敏　杨学琴　李文静　常孟然

马淑芳　赵程博文

本书编委会

主　编

张小勇　陈子杰

副主编

刘丹彤　白俊杰　温笑薇

出版者的话

中医养生学有着悠久的历史和丰富的内涵，是中华优秀文化的重要组成部分。随着人们物质文化生活水平的不断提高，广大民众越来越重视健康，越来越希望从中医养生文化中汲取对现实有帮助的营养。但中医学知识浩如烟海、博大精深，普通民众不知从何入手。为推广普及中医养生文化，系统挖掘整理中医养生典籍，我社精心策划了这套"读经典 学养生"丛书，从浩瀚的中医古籍中撷取20种有代表性、有影响、有价值的精品，希望能满足广大读者对养生、保健、益寿方面知识的需求和渴望。

为保证丛书质量，本次整理突出了以下特点：①力求原文准确，每种古籍均遴选精善底本，加以严谨校勘，为读者提供准确的原文；②每本书都撰写编写说明，介绍原著作者情况，该书主要内容、阅读价值及其版本情况；③正文按段落注释疑难字词、中医术语和各种文化常识，便于现代读者阅读理解；④每本书都配有精美插图，让读者在愉悦的审美体验中品读中医养生文化。

需要提醒广大读者的是，对古代养生著作中的内容我们也要有去粗取精、去伪存真的辩证认识。"读经典 学养生"丛书涉及大量的调养方剂和食疗方，其主要体现的是作者在当时历史条件下的养生方法，而中医讲究辨证论治、因人而异，因此，读者切不可盲目照搬，一定要咨询医生针对个体情况进行调养。

中医养生文化博大精深，中国医药科技出版社作为中央级专业出版社，愿以丰富的出版资源为普及中医药文化、提高民众健康素养尽一份社会责任，在此过程中，我们也期待读者诸君的帮助和指点。

中国医药科技出版社

2017 年 3 月

总序

　　养生（又称摄生、道生）一词最早见于《庄子》内篇。所谓生，就是生命、生存、生长之意；所谓养，即保养、调养、培养、补养、护养之意。养生就是根据生命发展的规律，通过养精神、调饮食、练形体、慎房事、适寒温等方法颐养身心、增强体质、预防疾病、保养身体，以达到延年益寿的目的。纵观历史，有很多养生经典著作及专论对于今天学习并普及中医养生知识，提升人民生活质量有着重要作用，值得进一步推广。

　　中医养生，源远流长，如成书于西汉中后期我国现存最早的医学典籍《黄帝内经》，把养生的理论和方法叫作"养生之道"。又如《素问·上古天真论》云："上古之人，其知道者，法于阴阳，和于术数，食饮有节，起居有常，不妄作劳，故能形与神俱，而尽终其天年，度百岁乃去。"此处的"道"，就是养生之道。

需要强调的是，能否健康长寿，不仅在于能否懂得养生之道，更为重要的是能否把养生之道贯彻应用到日常生活中去。

此后，历代养生家根据各自的实践，对于"养生之道"都有着深刻的体会，如唐代孙思邈精通道、佛之学，广集医、道、儒、佛诸家养生之说，并结合自己多年丰富的实践经验，在《千金要方》《千金翼方》两书中记载了大量的养生内容，其中既有"道林养性""房中补益""食养"等道家养生之说，也有"天竺国按摩法"等佛家养生功法。这些不仅丰富了养生内容，也使得诸家传统养生法得以流传于世，在我国养生发展史上，具有承前启后的作用。

宋金元时期，中医养生理论和养生方法日益丰富发展，出现了众多的养生专著，如宋代陈直撰《养老奉亲书》，元代邹铉在此书的基础上继增三卷，更名为《寿亲养老新书》，其特别强调了老年人的起居护理，指出老年之人，体力衰弱，动作多有不便，故对其起居作息、行动坐卧，都须合理安排，应当处处为老人提供便利条件，细心护养。在药物调治方面，老年人气色已衰，精神减耗，所以不能像对待年轻人那样施用峻猛方药。其他诸如周守忠的《养生类纂》、李鹏飞的《三元参赞延寿书》、王珪的《泰定养生主论》等，也均为养生学的发展做出了不同程度的贡献。

明清之际，先后出现了很多著名养生学家和专著，进一步丰富和完善了中医养生学的内容，如明代高濂的《遵生八笺》从气功角度提出了养心坐功法、养肝坐功法、养脾坐功法、养肺坐功法、养肾坐功法，又对心神调养、四时调摄、起居安乐、饮馔服食及药物保健等方面做了详细论述，极大丰富了调养五脏学说。清代尤乘在总结前人经验的基础上编著《寿世青编》一书，在调神、饮食、保精等方面提出了养心说、养肝说、养脾说、养肺说、养肾说，为五脏调养的完善做出了一定贡献。在这一时期，中医养生保健专著的撰辑和出版是养生学史的鼎盛时期，全面地发展了养生方法，使其更加具体实用。

综上所述，在中医理论指导下，先哲们的养生之道在静神、动形、固精、调气、食养及药饵等方面各有侧重，各有所长，从不同角度阐述了养生理论和方法，丰富了养生学的内容，强调形神共养、协调阴阳、顺应自然、饮食调养、谨慎起居、和调脏腑、通畅经络、节欲保精、益气调息、动静适宜等，使养生活动有章可循、有法可依。例如，饮食养生强调食养、食节、食忌、食禁等；药物保健则注意药养、药治、药忌、药禁等；传统的运动养生更是功种繁多，如动功有太极拳、八段锦、易筋经、五禽戏、保健功等，静功有放松功、内养功、强壮功、意气功、真气运行法等，动静结合功有空劲功、形神桩等。无论选学哪种功法，只要练功得法，持之以恒，都可收到健身防病、益寿延年之效。针灸、按摩、推拿、拔火罐等，也都方便易行，效果显著。诸如此类的方法不仅深受我国人民喜爱，而且远传世界各地，为全人类的保健事业做出了应有的贡献。

本套丛书选取了中医药学发展史上著名的养生专论或专著，加以句读和注解，其中节选的有《黄帝内经》《备急千金要方》《千金翼方》《闲情偶寄》《遵生八笺》《福寿丹书》，全选的有《摄生消息论》《修龄要指》《摄生三要》《老老恒言》《寿亲养老新书》《养生类要》《养生类纂》《养生秘旨》《养性延命录》《饮食须知》《寿世青编》《养生三要》《寿世传真》《食疗本草》。可以说，以上这些著作基本覆盖了中医养生学的内容，通过阅读，读者可以在品味古人养生精华的同时，培养适合自己的养生理念与方法。

当然，由于这些古代著作成书年代所限，其中难免有些糟粕或者不合时宜之处，还望读者甄别并正确对待。

翟双庆

2017 年 3 月

编写说明

　　《老老恒言》，又名《养生随笔》，是清初文苑之秀曹庭栋撰写的一部老年养生专著。曹庭栋（1700~1785），字楷人，号六圃，自署慈山居士，浙江嘉善魏塘镇人，生活于清代康熙、乾隆年间，享年八十六岁（见《曹庭栋自编年谱》），著有《产鹤亭诗集》9卷、《隶通》2卷、《琴学内篇》1卷、《外篇》1卷、《魏塘纪胜、续纪》等。在养生方面，除主张和情志、养心神、慎起居、适寒暖外，对节饮食、调脾胃尤加重视。

　　《老老恒言》共分五卷，前二卷叙述了起居动定之宜，次二卷列居处备用之物，末附粥谱一卷，皆为调养治疾之需。书中强调老年养生要重省心养性，从日常生活、饮食起居入手谈老年保健方法，细致入微，通俗易懂，切实可行。本书以儒家"不语怪力乱神"的科学态度介绍养生保健知识，实事求是，旁征博引，对现代养生学界具有重要的启示作用。全书所论，多有独到之处，而又浅近易行，切于实用。其引证书目遍及经史子集，为清代重要的养生学专著，甚为后人称道。

《老老恒言》是老年人养生的集大成之作，集中体现了我国历代养生学家的养生思想和养生方法，因其鲜明的养生观点，切近实用的养生方法广为大众所喜爱。本次点校注释力求简明扼要、通俗易懂。以便读者诵读学习。

编者

2017 年 3 月

老老恒言
自序

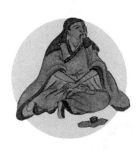

　　孟子言：老吾老以及人之老①。庭栋久失怙恃②，既无吾老之可老，今吾年七十有五，又忽忽不觉老之及吾，宜有望于老吾者之使吾克遂其老也③。

注

①老吾老以及人之老：语出《孟子·梁惠王上》。意谓赡养孝敬自己的长辈，然后推广到其他与自己没有亲缘关系的老人。第一个"老"：敬重，尊重，敬仰。第二个"老"：老年人，也指对长辈、长者的称呼。

②怙恃（hù shì）：父母。

③宜：当然。克：能，能够。遂：通达。

嗣孙[1]应谷，年甫弱龄[2]，未能老吾之老，并不知吾之老，吾惟自知其老，自老[3]其老而已。

①嗣孙：子孙，后代。
②甫弱龄：刚刚二十岁左右。
③老：敬重，尊重，敬养。

老之法，非有他也，宋张耒[1]曰："大抵养生求安乐，亦无深远难知之事，不过起居寝食之间尔。"昨岁壬辰[2]，自秋而冬，以迄[3]今春，薄[4]病缠绵，动多拂[5]意，此正老态毕现，欲得所以老之法，能荟萃其类[6]者，卒卒成书也。

①张耒（lěi）：（1054～1114）字文潜，号柯山，人称宛丘先生、张右史。北宋文学家，擅长诗词，苏门四学士之一。
②壬辰：1772年。
③迄：至，到。
④薄：微少，微薄，浅薄。
⑤拂：违背。
⑥类：种类，类别。

爰[1]于卧室呻吟之余，随事随物留心体察，间披[2]往籍，凡有涉养生者，摘取以参[3]得失，亦只就起居寝食琐屑求之。

①爰：才，于是。
②间披：间，间断地，间或。披，翻阅。
③参：参考。

《素问》①所谓"适嗜欲于世俗之常②"，绝非谈神仙讲丹药之异术也，纵无解于老，亦自成其为老③，更无待于老吾者，而所以老之法在是，而吾所以自老其老亦在是，随笔所录，聚之以类，题曰《老老恒言》。

①《素问》：即《黄帝内经·素问》。中医经典著作。
②适嗜欲于世俗之常：语出《素问·上古天真论》。意谓养生就是在世俗日常生活中调适自己的欲望爱好。
③老：养老的方法。

其中有力易办者，有力不易办者，有易办而亦非必办者，有不易办而不可不办者，概存其说，遂付梓①以公诸世，是即所谓及人之老，可各竭其力，各老其老，俾②老者起居寝食，咸③获康宁之福，竟若不自知其老，优游盛世，以享余年，吾之老与人之老，得同为太平安乐之寿民，岂非大幸与！岂非大幸与！乾隆三十八年，岁在昭阳大荒落之涂月上

3

浣④，慈山居士⑤曹庭栋书于观妙楼。

注

①付梓：将书稿雕版印行。梓，本指刻书用的梓木，
　此代指刻印。

②俾（bǐ）：使。

③咸：全，都。

④乾隆三十八年，岁在昭阳大荒落之涂月上浣：即
　乾隆三十八年（癸巳，1773 年）十二月上旬。昭阳，
　十干中"癸"的别称，用于纪年。大荒落，太岁
　运行到地支"巳"的方位称大荒落。此年为癸巳年，
　故称。涂月，农历十二月的别称。上浣，上旬。

⑤慈山居士：作者自号。曹庭栋是浙江嘉善魏塘镇
　人。母亲七十大寿那年为成全母亲游山玩水之愿，
　在自家花园挖池叠山，取名"慈山"，曹庭栋也
　因此自号"慈山居士"。

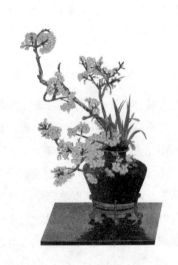

金序

老老恒言

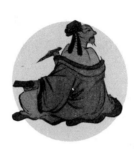

　　吾乡曹慈山先生，神仙中人也。曹氏自前明迄本朝，家世文学，侍从^①相继，鼎贵者百余年。己未丙辰^②，两次鸿博^③。祖子顾少宰^④尔堪，兄古谦明经^⑤庭枢，皆就征^⑥。

 注

①侍从：谓随侍帝王。

②己未：康熙十八年（1679 年）。丙辰：乾隆元年（1736 年）。

③鸿博：科举考试博学鸿词科的省称。清代博学鸿词科，不限制秀才举人资格，凡是督抚推荐的，都可以到北京考试，考试后便可任官职。清朝于康熙十八年和乾隆元年在北京举行过两次。

④子顾：人名。少宰：明清吏部侍郎的俗称。

⑤古谦：人名。明经：明清对贡生的尊称。

⑥就：承受；接受。征：征召。

慈山亦为浙抚所延访①，而辞之坚，故未与。先生幼有羸②疾，俗所谓童子痨③，终其身未出乡里。家素华膴④，不问治生⑤事。天性恬淡，虽博极群书，于经学、史学、词章、考据⑥无不通，而不屑蹈坛坫⑦标榜之习，朋俦绝鲜⑧，声华阒如⑨。

①浙抚：浙江巡抚。延访：延请访问。

②羸：瘦弱。

③童子痨：一种儿童疾病。中医指儿童所患的肺结核病，也指其他慢性疾病引起的虚弱症。

④华膴（wǔ）：美衣丰食。此指家底丰厚。膴，盛。

⑤生：生计；生活。

⑥词章：诗文的总称。考据：研究历史、语言等的一种方法。通过考核事实和归纳例证，提供可信材料，从而得出结论。考据方法主要是训诂、校勘和资料的搜辑整理。

⑦蹈：踩；踏；赴。坛坫（diàn）：原指会盟的坛台或文人集会之所，这里引申指文坛。

⑧朋俦（chóu）：同辈。鲜（xiǎn）：少。

⑨声华：声誉。阒（qù）如：寂静貌。

辟①园林于城中，池馆相望，有白皮古松树十株，风涛倾耳，如置身岩壑。终日焚香鼓琴，意致旷远，至九十余乃终。年届大耋②，犹③姬侍满前，不事药饵，不希④导引，惟以自然为宗，故能颐养天和⑤，克享遐寿⑥。

注

①辟：开辟；开垦；开设。
②耋：年老。多指七八十岁。
③犹：仍然；还是。
④希：希望；希求。
⑤天和：指元气。
⑥克：能；能够。遐：长久。

其所学不悖濂洛①，不师老庄，亦不旁涉二氏②，戛然为一家言。所辑《宋百家诗存》，及讲经各种，皆采入《四库全书》。此《老老恒言》二卷，乃自言其养生之道，慎起居，节饮食，切切③于日用琐屑，浅近易行，而深味④之，古今至理，实已不外乎此。

注

①濂洛：指北宋理学的两个学派。"濂"指濂溪周敦颐；"洛"指洛阳程颐、程颢。悖：违背，相冲突。
②二氏：指佛道两家。
③切切：深切。
④味：辨别味道。引申为体会事物的道理。

引证书至数百种，可谓博而约①矣。兵燹②后板毁，乃为重梓③问世。先生当康雍乾三朝，为中天④极盛之运，以布衣伏处山林，自达天德⑤，同辈

3

中如归愚、随园、箨（tuò）石、山舟[6]，虽年齿相埒[7]，而身心之泰，视先生远矣。三公万户[8]，莫能易之。

注

① 约：简约。

② 兵燹（xiǎn）：因战乱而造成的焚烧破坏等灾害。燹，野火。多指兵乱中的纵火焚烧。

③ 梓：刊刻；印刷刻板。

④ 中天：天运正中。喻盛世。

⑤ 天德：天的德性。

⑥ 归愚：指沈德潜（1673～1769），字确（què）士，号归愚，长洲（今江苏苏州）人，清代诗人。所著有《沈归愚诗文全集》，又选有《古诗源》《唐诗别裁》《明诗别裁》《清诗别裁》等，流传颇广。随园：袁枚（1716～1798），汉族，钱塘（今浙江杭州）人，字子才，号简斋，晚年自号仓山居士、随园主人、随园老人，清朝乾嘉时期代表诗人、散文家、文学评论家，与赵翼、蒋士铨合称为"乾嘉三大家"。箨（tuò）石：指钱载（1708～1793），字坤一，号箨石，又号匏尊，晚号万松居士、百幅老人，秀水（今浙江嘉兴）人，清朝官吏、诗人、书画家。山舟：指梁同书（1723～1815），字元颖，曾于元人贯酸斋（云石）书中得"山舟"二字为号，世称山舟先生。

⑦ 埒：相等。《汉书·李延年传》："其爱幸~韩嫣。"

⑧ 三公：古代中央三种最高官衔的合称，明清沿周制，以太师、太傅、太保为三公，为大臣的最高荣衔。万户：指万户侯。食邑万户之侯，用以泛指高爵显位。

　　然使他人处先生之境，或有未甘^①暗淡至此，斯其所^②以为高，斯其所以不可及欤！同治九年^③八月，同里后学表从甥金安清谨识于武林舟次^④。

①甘：情愿；乐意。
②所：放在动词或动短语前，组成名词性短语。表示"……的地方""……的人""……的事物"等。
③同治九年：1870 年。
④识（zhì）：记。武林：指杭州。舟次：行船途中，船上。

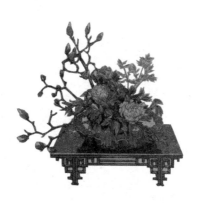

目录

卷一

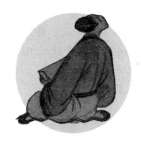

安寝

少寐乃老年大患,《内经》谓"卫气①不得入于阴。"常留于阳,则阴气虚,故目不瞑②。载有方药,罕闻奏效。邵子③曰:"寤则神栖④于目,寐则神栖于心。"又曰:"神统⑤于心。"大抵以清心为切要。然心实最难把捉,必先平居静养。入寝时,将一切营为⑥计虑举念即除,渐除渐少,渐少渐无,自然可得安眠;若终日扰扰,七情⑦火动,辗转牵⑧怀,欲其一时消释,得乎?

注

①卫气:中医学名词。为人体中饮食水谷所化生的

1

精气，具有保卫肌表、抗御外邪的作用。

②暝：闭目安睡。

③邵子：即邵雍（1011～1077），北宋哲学家、易学家，有内圣外王之誉。

④栖：停留；（短时）居住。

⑤统：主管；率领。

⑥营为：操劳的事。

⑦七情：中医指喜、怒、忧、思、悲、恐、惊七种情志活动，这些活动过于强烈，持久或失调，可引起脏腑气血功能失调而致病。

⑧牵：牵连；连累。

《南华经》①曰："其寐也魂交②。"养生家曰："先睡心，后睡目。"俱空言拟议③而已。愚谓寐有操、纵二法，操者：如贯想头顶，默数鼻息，返观丹田之类④。使心有所着，乃不纷驰，庶可获寐；纵者：任其心游思于杳渺无朕之区⑤，亦可渐入朦胧之境。最忌者，心欲求寐，则寐愈难。盖醒与寐交界关头，断非意⑥想所及，惟忘乎寐，则心之或操或纵，皆通睡乡之路。

注

①《南华经》：《南华经》本名《庄子》，是道家经文，是战国早期庄子及其门徒所著，《汉书·艺文志》载其五十二篇，今存三十三篇，分为三部分。内篇七，外篇十五，杂篇十一。内篇乃为庄子所著；外篇多数为庄子所著，但间有弟子所纂补者；杂篇多为后学弟子所推衍。

②其寐也魂交：见《庄子·内篇·齐物论》。意谓在梦中与精神交接。

③拟议：揣度议论。

④返观：亦作"反观"。谓用心和理去观察。丹田：是道家内丹术丹成呈现之处，炼丹时意守之处，位置处于人体的黄金分割线上。道教称人体有三丹田：在两眉间者为上丹田，在心下者为中丹田，在脐下者为下丹田。此处应指下丹田。

⑤杳（yǎo）渺：悠远，渺茫。朕：迹象。

⑥意：心意、意图。

《语》曰："寝不尸①"，谓不仰卧也。相传希夷②《安睡诀》：左侧卧则屈左足，屈左臂，以手上承头，伸右足，以右手置右股间；右侧卧反是。半山翁③诗云："华山处士如容④见，不觅仙方觅睡方。"此果其睡方耶？依此而卧，似较稳适，然亦不得太泥⑤，但勿仰卧可也。

①寝不尸：见《论语·乡党》，谓睡觉不像死尸一样直直挺着。

②希夷：指陈抟（871～989），字图南，号扶摇子，赐号"白云先生""希夷先生"，北宋著名的道家学者、养生家，尊奉黄老之学。

③半山翁：指王安石（1021～1086），字介甫，号半山，汉族，临川（今江西抚州市临川区）人，北宋著名思想家、政治家、文学家、改革家。

④容：容许；许可。

⑤泥：拘泥。

读经典学养生

老老恒言

LAO
LAO
HENG
YAN

《记·玉藻》①曰:"寝恒东首。"谓顺生气②而卧也。《保生心鉴》③曰:"凡卧,春夏首宜向东,秋冬首向西。"愚谓寝处必安其常④,《记》所云"恒"也。四时更变,反致不安。又曰:"首勿北卧⑤。"谓避阴气⑥。《云笈七签》⑦曰:"冬卧宜向北。"又谓乘旺气矣。按:《家语》⑧曰:"生者南向,死者北首。"皆从其初⑨也。则凡东西设床者,卧以南首为当。

注

①《记·玉藻》:指《礼记·玉藻》。《礼记》又名《小戴礼记》《小戴记》,据传为西汉礼学家戴圣所编,是中国古代一部重要的典章制度选集,共二十卷四十九篇,主要记载了先秦的礼制,体现了先秦儒家的哲学思想(如天道观、宇宙观、人生观)、教育思想(如个人修身、教育制度、教学方法、学校管理)、政治思想(如以教化政、大同社会、礼制与刑律)、美学思想(如物动心感说、礼乐中和说),是研究先秦社会的重要资料,是一部儒家思想的资料汇编。

②生气:使万物生长发育之气。

③《保生心鉴》:是气功养生著作,作者是明代铁蜂居士。书中以医理为主,阐述养生却疾之方法,内容充实,也较为实用。观作者所言,是书乃在《圣贤保修通鉴》一书的基础上,参详《礼记·月令》及《素问》《灵枢》《运气论奥》《十四经发挥》等书,反覆论证,并将《活人心法》中的八幅导引图改绘成三十二幅,共成此佚。书中对练功前

准备、修炼要领、五运六气枢要、脏腑配经络、经络配四时等都作了详细的图说；并重点介绍了《二十四气导引图》，分述二十四节气的练功方法及所治疾病，图文并重，简易实用，对后世医疗气功的发展有较大的影响。

④安：安心；习惯于。常：规律；准则。

⑤首勿北卧：《千金要方·道林养性》云："头勿北卧，及墙北勿安床"。

⑥阴气：寒气，肃杀之气。因为北方属水，水性寒凉。

⑦《云笈七签》：《云笈七签》是择要辑录《大宋天宫宝藏》内容的一部大型道教类书。北宋天禧三年（1019 年），当时任著作佐郎的张君房编成《大宋天宫宝藏》后，又择其他认为的精要万余条，于天圣三年至七年（1025 ～ 1029）辑成本书进献仁宗皇帝。道教称藏书之容器曰"云笈"，分道书为"三洞四辅"七部，故张君房在该书的序言中有"掇云笈七部之英，略宝蕴诸子之奥"等语，因名《云笈七签》；并称编纂此书的目的是"上以酬真宗皇帝委遇之恩，次以备皇帝陛下乙夜之览，下以禅文馆校雠之职，外此而少畅玄风耳"。

⑧《家语》：即《孔子家语》，孔子门人所撰。

⑨皆从其初：谓此等礼制来自上古中古，不是现代之礼俗。

卧不安，宜①多反侧，卧即安。醒时亦当转动，使络脉流通，否则半身板②重，或腰肋痛、或肢节酸者有之。按：释氏③戒律：卧惟右侧，不得转动，名吉祥睡。此及戒其酣寐，速④之醒也，与老年安寝之道正相反。

①宜：自刻本原作"易"，根据文意改为"宜"。
②板：呆板；不灵活。
③释氏：佛姓"释迦"的略称。亦指佛或佛教。
④速：催促。

胃方纳①食，脾未及化；或即倦而欲卧，须强耐之。《蠡海集》②曰："眼眶属脾，眼开眶动，脾应之而动。"又曰："脾闻声则动，动所以化食也。"按：脾与胃，同位中州③，而膜联胃左，故脉居右而气常行于左。如食后必欲卧，宜右侧以舒脾之气。《续博物志》④云："卧不欲左胁。"亦此意，食远则左右胥宜⑤。

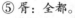

①纳：收容；接纳。
②《蠡海集》：明王逵著。分天文、地理、人身、庶务等八门。
③中州：本指九州之中，即中原河南一带，此指人体中部。
④《续博物志》：共十卷（江苏巡抚采进本），旧本题晋李石撰。
⑤胥：全都。

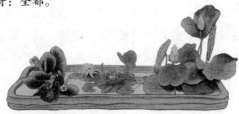

觉须手足伸舒，睡则不嫌屈缩。《续博物志》云："卧欲足缩"是也，至冬夜，愈屈缩则愈冷。《玉洞要略》①曰："伸足卧，一身俱暖。"试之极验。杨诚斋《雪诗》②云："今宵敢叹卧如弓。"所谓愈屈缩愈冷，非耶？

① 《玉洞要略》：道教著作。张果著。
② 杨诚斋《雪诗》：指宋代杨万里《霰》诗。杨诚斋，杨万里（1127～1206），字廷秀，号成斋，江西吉州人，南宋大诗人。

就寝即灭灯，目不外眩①，则神守其舍。《云笈七签》曰："夜寝燃灯，令人心神不安"；《真西山卫生歌》②曰："默寝暗眠神晏如。"亦有灭灯不成寐者，锡制灯笼，半边开小窦以通光③，背帐置之，便不照耀及目。

注

① 眩：眼花，看不清楚。引申为迷惑；迷乱。
② 《真西山卫生歌》：南宋出版的养身诗歌，作者是真德秀。真德秀（1178～1235），字景元，后更为希元，号西山，后世称其"西山先生"，福建浦城县（今浦城县晋阳镇）人。本姓慎，因避孝宗讳改姓真。

寝不得大声叫呼。盖寝则五脏如钟磬（qìng）

老老恒言

读经典 学养生

LAO
LAO
HENG
YAN

卷一

读经典 学养生

老老恒言

LAO
LAO
HENG
YAN

卷一

不悬，不可发声。养生家谓："多言伤气"，平时亦宜少言，何况寝时？《玉笥要览》①曰："卧须闭口，则元气不出，邪气不入。"此静翕②之体，安贞③之吉也，否则令人面失血色。

注

①《玉笥要览》：丘处机（1148～1227）著。丘处机，字通密，道号长春子，登州栖霞（今属山东省）人。
②翕（xī）：闭合。
③安贞：谓静而正。

头为诸阳之首。《摄生要论》①曰："冬宜冻脑"，又曰："卧不覆首"。有作睡帽者，放空其顶，即冻脑之意；终嫌太热，用轻纱包额，如妇人包头式。或狭或宽，可趁②天时，亦惟意所适③。腹为五脏之总，故腹本喜暖。老人下元④虚弱，更宜加意暖之。办兜肚，将蕲艾槌软铺匀⑤，蒙以丝绵，细针密行，勿令散乱成块，夜卧必需，居常亦不可轻脱。又有以姜桂及麝⑥诸药装入，可治腹作冷痛，段成式⑦诗云："见说⑧自能裁祖肚⑨，不知谁更着峭头⑩。"

注

①《摄生要论》：吴脁（fěi）著，善画山水、花鸟，笔墨生趣，人争宝之。
②趁：顺应。
③适：适宜；舒适。
④下元：中医指肾气。

⑤蕲艾：蕲州所产的艾草。有温经止血，散寒调经、安胎的作用。槌（chuí）：捶打，敲打。

⑥麝：麝香，性味辛、温，有开窍醒神，活血通经、消肿止痛的功效。

⑦段成式：段成式（803～863），字柯古。晚唐东牟人，祖籍邹平。唐代著名志怪小说家。

⑧见说：听说。袒：贴身的内衣。

⑨袒（rì）肚：即今之兜肚。

⑩帩头：古代男子束发用的巾。

兜肚外再加肚束，腹不嫌过暖也。《古今注》①谓之"腰彩"，有似妇人袜胸②。宽约七八寸，带系之，前护腹，旁护腰，后护命门③。取④益良多，不特⑤卧时需之；亦有以温暖药装入者。

① 《古今注》：《古今注》三卷，晋崔豹撰。崔豹，字正熊，一作正能，惠帝时官至太傅。此书是一部对古代和当时各类事物进行解说诠释的著作。其具体内容，可以从它的八个分类略知大概。卷上：舆服一，都邑二；卷中：音乐三，鸟兽四，鱼虫五；卷下：草木六，杂注七，问答释义八。

② 袜胸：即抹胸，俗称肚兜。

③ 命门：中医名词，一般指右肾。

④ 取：取得；获得。

⑤ 特：仅，只，不过。

解衣而寝，肩与颈被覆难密，制寝衣如半臂①，薄装絮。上以护其肩，短及腰，前幅中分，扣钮如常，

读经典 学养生

老老恒言

LAO
LAO
HENG
YAN

卷一

后幅下联横幅，围匝腰间，系以带，可代肚束。更缀领以护其颈，颈中央之脉：督脉也，名曰"风府"，不可着冷。领似常领之半，掩其颈后，舒其咽前，斯两得之矣。穿小袄卧，则如式作单者，加于外。《说丛》云："乡党③必有寝衣，长一身有半"，疑是度其身而半之。如今着小袄以便寝，义亦通。

注

①半臂：短袖或者无袖上衣。

②《说丛》：指《说苑·说丛》，又名《新苑》，古代杂史小说集，刘向编，成书于鸿泰四年（公元前17年）。按各类记述春秋战国至汉代的遗闻轶事，每类之前列总说，事后加按语。其中以记述诸子言行为主，不少篇章中有关于治国安民、家国兴亡的哲理格言。主要体现了儒家的哲学思想、政治理想以及伦理观念。

③乡党：乡里。

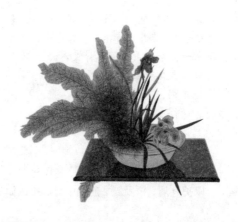

晨兴

老年人，往往天未明而枕上已醒。凡藏腑有不安处，骨节有酸痛处，必于此生气①时觉之。先以卧功，次第行数遍（卧功见二卷导引内），反侧至再②，俟日色到窗，方可徐徐而起；乍起，慎勿即出户外，即开窗牖。春宜夜卧早起，逆之则伤肝；夏同于春，逆之则伤心；秋宜早卧早起，逆之则伤肺；冬宜早卧晏起，逆之则伤肾。说见③《内经》，养生家每引以为据。愚谓倦欲卧而勿卧，醒欲起而勿起，勉强转多不适。况乎日出而作，日入而息，昼动夜静，及一定之理，似不得以四时分别。

①生气：阳气生发。
②再：第二次。
③说见：说法来源于。

冬月将起时，拥被披衣坐少顷，先进热饮，如乳酪、莲子圆、枣汤之属以益脾；或饮醇酒以鼓舞胃气。乐天诗，所谓"空腹三杯卯后酒"①也。然亦当自审其宜，《易·颐卦·象》曰："观颐，观其所养也②，自求口实，观其自养也。"晨起漱口，其常也。《洞微经》③曰："清早口含元气，不得漱而吐之，常以津漱口，即细细咽津"。愚谓卧时终宵呼吸，浊气上腾，满口粘腻，此明证也。故去浊生清，惟

11

读经典 学养生

老老恒言

LAO
LAO
HENG
YAN

卷一

漱为宜。《仲贤余话》曰："早漱口，不若将卧而漱，然兼行之，亦无不可。"

注

① 空腹三杯卯后酒：出自白居易《闲乐》。卯：卯时，十二时辰之一，早上五时至七时。

② 观颐四句：出自《易·颐卦·象》。《易》即《周易》，中国儒家典籍，六经之一。

③《洞微经》：即《上清洞微经》。

　　漱用温水，但去齿垢。齿之患在火，有擦齿诸方，试之久，俱无效。惟冷水漱口，习惯则寒冬亦不冰齿，可以永除齿患；即当欲落时，亦免作痛。骔刷①不可用，伤辅肉②也，是为齿之祟③。《抱朴子》④曰："牢齿之法，晨起叩齿三百下为良。"

注

① 骔（zōng）刷：骔：马鬃。骔刷是指用马或猪颈上的硬毛做的刷子。

② 辅肉：面颊之肉。辅：面颊。

③ 祟：鬼神作怪。

④《抱朴子》：道教典籍，作者为晋代的葛洪。抱朴是道教术语，源于《老子》的语句"见素抱朴，少私寡欲"。抱朴子内外篇共有8卷，内篇20篇，论述神仙吐纳符箓勉治之术；外篇50篇，论述时政得失，人事臧否，词旨辨博，饶有名理。

12

老老恒言

读经典 学养生

LAO
LAO
HENG
YAN

卷一

日已出而霜露未晞[1]，晓气清寒，最易触人。至于雾蒸如烟，尤不可犯。《元命包》[2]曰："阴阳乱则为雾"；《尔雅》[3]曰："地气发，天不应曰雾"；《月令》[4]曰："仲冬[5]行夏令，则氛雾冥冥"，其非天地之正气可知。更有入鼻微臭，即同山岚之瘴[6]，毒弥甚焉。《皇极经世》[7]曰："水雾黑，火雾赤，土雾黄，石雾白。"

注

① 晞（xī）：晒干。
② 《元命包》：指《春秋元命苞》，西汉末假托经义而言祥瑞的纬书。
③ 《尔雅》：中国最早的解释词义的专著。
④ 《月令》：《礼记》的一篇，按照十二个月的时令，记述政府政务，并把他们归纳在五行相生的系统中。
⑤ 仲冬：冬季的第二个月，即农历十一月。
⑥ 山岚：山中的云雾。瘴：山林中的湿热蒸郁、致人疾病的气。
⑦ 《皇极经世》：是一部运用易理和易教推究宇宙起源、自然演化和社会历史变迁的著作，以河洛、象数之学显于世。

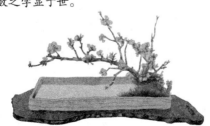

每日空腹，食淡粥一瓯①，能推陈致新，生津快胃，所益非细。如杂以甘咸之物，即等寻常饮食。扬子云《解嘲》文云②："大味必淡"；《本草》载有《粥记》③，极言空腹食粥之妙；陆放翁诗云④："世人个个学长年，不司长年在目前。我得宛丘平易法⑤，只将食粥致神仙。"清晨略进饮食后，如值日晴风定，就南窗下，背日光而坐，《列子》所谓"负日之暄"也⑥。脊梁得有微暖，能使遍体和畅。日为太阳之精，其光壮人阳气，极为补益。过午阴气渐长，日光减暖，久坐非宜。

注

① 瓯（ōu）：小盆。

② 扬子云《解嘲》：《解嘲》是扬雄于在西汉末年（公元 5 年）写的一首赋。《解嘲》立足汉代，对历史上的人物和事件进行审视，展开纵横捭阖的评说，从中抒发了作者的愤懑之情与落拓之志。《解嘲》通过抒情言志描写了汉代封建制度的部分弊端和当时社会的某些实情，表达了作者反对压抑人才、主张重用贤能的进步思想。

③ 《本草》载有《粥记》：指《本草备要·谷菜·粳米》。

④ 陆放翁诗：指下文所引用的陆游《食粥》诗。

⑤ 宛邱平易法：指张耒《宛邱集》中倡导的食粥法。宛邱指张耒（1054～1114），字文潜，号柯山，人称宛丘先生、张右史。

⑥ 《列子》：《列子》又名《冲虚真经》，是战国早期列子、列子弟子以及其后学所著，到了汉代

出现以后，便尊之为《冲虚真经》，且封列子为冲虚真人，其学说被古人誉为常胜之道。该书是中国古代先秦思想文化史上著名的典籍，属于诸子学派著作，是一部智慧之书，它能开启人们心智，给人以启示，给人以智慧。其书默察造化消息之运，发扬黄老之幽隐，简劲宠妙，辞旨纵横，是道家义理不可或缺的部分。负日之暄：背对着太阳晒太阳。负：背对着。暄：温暖。

长夏晨兴，勿辄进食以实胃。夏火盛阳，销铄肺阴[1]，先进米饮以润肺，稼穑作甘[2]，土能生金也。至于晓气清凉，爽人心目，惟早起乃得领略。寒山子曰[3]："早起不在鸡鸣前"，盖寅时初刻[4]，为肺生气之始，正宜酣睡；至卯气入大肠，方可起身，稍进汤饮；至辰[5]气入胃，乃得进食，此四时皆同。

①销铄：亦作"销烁"。消耗；消磨。
②稼穑作甘：谓谷物味甘。稼穑：春耕为稼，秋收为穑。
③寒山子：寒山（生卒年不详），字、号均不详，唐代长安（今陕西西安）人。出身于官宦人家，多次投考不第，后出家，三十岁后隐居于浙东天台山，享年一百多岁。
④寅时初刻：相当于现在北京时间的三点至三点十五分。
⑤辰：午前七时至九时。

读经典 学养生

老老恒言

LAO
LAO
HENG
YAN

卷一

盥洗

盥①，洗手也。洗发曰"沐"，洗面曰"靧"②，洗身曰"浴"，通谓之"洗"。养生家言"发宜多栉③，不宜多洗，当风而沐，恐患头风"④，至年老发稀，沐似可废。晨起先洗面，饭后，午睡后，黄昏后，俱当习以为常。面为五藏之华，频洗所以发扬之。《太素经》⑤曰："手宜常在面"，谓两手频频擦面也，意同。冬月手冷，洗以热水，暖可移时，颇胜烘火。《记·玉藻》曰："日五盥"，盖谓洗手不嫌频数耳。又《内则》⑥云："三日具沐其间，面垢燂潘请靧，足垢燂汤请洗"。燂⑦，温也；潘，淅米⑧汁也，即俗所谓米泔水。

注

①盥（guàn）：洗手。

②靧（huì）：洗脸。

③栉（zhì）：梳理头发。

④头风：中医学病症名，头痛，或指头疮、发脱之类。

⑤《太素经》：全名《太上老君太素经》，简称《太素经》。作者不详，约出于先秦两汉之际。《抱朴子·遐览篇》著录《太素经》一卷，当即此书。经文仅五百余字，概述道生天地万物之宇宙观，以及忍辱守雌（守雌，以柔软的态度处事）、冶心如水之人生观。其况与《道德经》和《易传》大旨相同。篇内所谓"太素"，即化生天地万物之道。文辞优美行文流畅，言简义丰、博大精深。

经文大旨，主要是根据老子的理论推演而来，在道经之中不失为纯正之品，今存残文。

⑥《内则》：《礼记》篇名。记载家庭主要遵循的礼仪规矩，以及有关饮食制度、养老礼则及一些曾子论孝的文字。

⑦燀（tán）：烧热。

⑧淅米：淘米。

洗面水不嫌过热，热则能行血气，冷则气滞，令人面无光泽。夏月井水阴寒，洗手亦恐手战，寒透骨也。《玉藻》曰："沐稷而靧梁①"，泔水能去垢，故用之。去垢之物甚多，古人所以用此者，去垢而不乏精气，自较胜他物。

①稷：粟，小米。梁：即粟中的优良品种。沐稷，以淅稷之水洗发。靧梁，以淅梁之水洗面，皆泔水也。

浴必开发①毛孔，遍及于体，如屡屡开发之，令人耗真气。谚云：多梳头，少洗浴。盛夏亦须隔三四日，方可具②浴，浴后阳气上腾，必洗面以宣畅其气；进饮食，眠少顷而起。至浴时易冒风邪，必于密室。

①开发：使毛孔张开。

②具：通"俱"，全，都，尽。

《记·内则》云："五日则燂汤请浴，盖浴水不可太热，温凉须适于体，故必燂汤。或浴久汤冷，另以大壶贮热者，置于浴盆旁，徐徐添入，使通体畅快而后已。《云笈七签》曰："夜卧时，常以两手揩[1]摩身体，名曰'干浴'。"《四时调摄论》[2]曰："饥忌浴"，谓腹虚不可复令耗气耳；又曰："枸杞煎汤具浴，令人不病不老"，纵无确效，犹为无损。至有五枝汤，用桃枝、柳枝之属，大能发汗，乏人精血。或因下体无汗，用以洗足。

注

①揩：摩擦。
②《四时调摄论》：明吴球著，字茭山，括苍（今属浙江）人。博学慕古，少时即研究经书，精于医术。尝著《诸证辨疑》，或称《诸证辨疑录》。又有《用药玄机》《活人心统》《方脉生意》《食疗便民》，均未见行世。

春秋非浴之时，如爱洁必欲具浴，密室中，大瓷缸盛水及半，以帐笼罩其上，然后入浴。浴罢，急穿衣，衣必加暖，如少觉冷，恐即成感冒；浴后当风，腠理[1]开，风易感，感而即发，仅在皮毛，则为寒热；积久入里，患甚大，故风本宜避，浴后尤宜避。《论语》"浴乎沂，风乎舞雩[2]"，狂士不过借以言志，暮春非浴之时，况复当风耶！

①腠理：泛指皮肤、肌肉、脏腑的纹理及间隙交接
　处的结缔组织。是渗泄体液、流通气血的门户，
　有抵御外邪内侵的功能。
②舞雩（yú）：是鲁国求雨的祭坛，在今曲阜东。

《清閟录》①载香水洗身诸方，香能利窍，疏泄
元气；但浴犹虑开发毛孔，复以香水开发之，可乎？
愚按②：《记》言"沐稷靧梁，不以稷与梁洗身者"，
盖贵五谷之意。凡上品诸香，为造化之精气酝酿而成，
似亦不当亵用。藏器③云："樟木煎汤，浴脚气疥癣
风痒④"。按：樟辛烈香窜，尤不可无故取浴。有砖
筑浴室，铁锅盛水，浴即坐锅中，火燃其下，温凉
惟所欲，非不快适；曾闻有入浴者，锅破遂堕锅底，
水与火并而及其身，吁！可以鉴矣！

①《清閟（bì）录》：本书附录谓勿斋撰。宋代杨
　至质著，待考。
②按：审查；查究。《五人墓碑记》："以吴民之
　乱请于朝，～诛五人。"【辨】按、抑都有向下
　压的意思，但抑比按程度重，并且常用于抽象意义。
③藏器：指陈藏器（约687～757），唐代中药学家，
　四明（今浙江宁波）人。
④疥癣：一种传染性皮肤病，非常刺痒，因疥虫寄

生而引起。风痹：中医证名，多由卫虚风邪侵入，皮肤郁热生风作痒所致。

饮食

《记·内则》曰："凡和①，春多酸，夏多苦，秋多辛，冬多咸，调以滑甘。"多其时味，所以养气也。四时皆调以滑甘，象土之寄也②。孙思邈曰："春少酸增甘，夏少苦增辛，秋少辛增酸，冬少咸增苦，四季③少甘增咸。"《内则》意在乘旺④，孙氏意在扶衰⑤。要⑥之，无论四时，五味不可偏多。《抱朴子》曰："酸多伤脾，苦多伤肺，辛多伤肝，咸多伤心，甘多伤肾。"此五味克五藏，乃五行自然之理也，凡言伤者，当时特未遽⑦觉耳。

①和：调和。
②土之寄：五行，五味配四时，春配木酸，夏配火苦，秋配金辛，冬配水咸，各以三个月的七十二天配之；土甘则分别寄配四季之末，每季十八天。
③四季：指每个季节的最后十八天。
④乘旺：趁旺气增补。
⑤扶衰：辅助衰弱之气。
⑥要：要点。
⑦遽：迅速；急速。"

凡食物不能废咸，但少加使淡，淡则物之真味真性俱得。每见多食咸物必发渴，咸属水润下，而反发渴者何？《内经》谓"血与咸相得则凝，凝则血燥"，其义似未显豁[1]；《泰西水法》[2]曰："有如木烬成灰，漉灰得卤"[3]，可知咸由火生也，故卤水不冰。愚按：物极必反，火极反咸，则咸极反渴；又玩[4]"坎"卦中画阳爻，即是水含火性之象，故肾中亦有真火。

注

[1]豁：深邃。

[2]《泰西水法》：徐光启与传教士熊三拔合译，成书于明万历四十年（1612年），共6卷。

[3]漉（lù）：液体慢慢地渗下，滤过。卤：盐卤。

[4]玩：研究；玩耍。

《记·内则》曰："枣、栗、饴、蜜以甘之，堇、荁、枌、榆、免、薧、滫瀡以滑之[1]，脂膏以膏之[2]。"愚按：甘之以悦脾性，滑之以舒脾阳，膏之以益脾阴，三之字皆指脾言，古人养老调脾之法，服食即当药饵。

注

[1]堇、荁、枌、榆、免、薧、滫、瀡：堇（jǐn），堇草也，根如荠，叶如细柳，蒸食之甘。荁（huán），堇菜一类的植物，古时用来调味。枌（fén）、榆，榆皮色赤，其白者为枌。免（wèn），物之新生，

稚弱者。薧（kǎo），干的、腌制的，亦指干的或腌制的食物。滫瀡（xiǔ suǐ），古时调和食物的一种方法，用植物淀粉拌和食物，使柔软滑爽。

②脂、膏：动植物所含的油脂。凝者为脂，释者为膏。

《抱朴子》曰："热食伤骨，冷食伤肺，热勿灼唇，冷勿冰齿。"又曰："冷热并陈①，宜先食热，后食冷。"愚谓食物之冷热，当须乎时之自然，然过冷宁过热②。如夏日伏阴在内，热食得有微汗妙。《内经》曰："夏暑汗不出者，秋成风疟③。"汗由气化，乃表里通塞之验也。《卫生录》曰："春不食肝，夏不食心，秋不食肺，冬不食肾，四季不食脾。当旺之时，不可犯以物之死气。"但凡物总无活食之理，其说太泥，《玉枢微旨》曰："春不食肺，夏不食肾，秋不食心，冬不食脾，四季不食肝。"乃谓不食其所受克④，此说理犹可通。

①陈：陈列；摆列。
②然…宁…：与其…不如…。
③风疟（nüè）：因夏季阴暑内伏，复感风邪而发的一种疟疾。临床表现有寒热交替、先寒后热、寒少热多、头疼、发热时自汗出、脉弦数等。
④克：互相克制。

夏至以后，秋分以前，外则暑阳渐炽，内则微阴初生，最当调停脾胃，勿进肥浓^①。《内经》曰："味厚为阴，薄为阳；厚则泄，薄则通。"再瓜果生冷诸物，亦当慎。胃喜暖，暖则散^②，冷则凝^③，凝则胃先受伤，脾即不运。"《白虎通》^④曰："胃者脾之府，脾禀气于胃。"午前为生气，午后为死气，释氏有过午不食之说，避死气也。《内经》曰："日中而阳气隆，日西而阳气虚。"故早饭可饱，午后即宜少食，至晚更必空虚。

注

① 肥浓：肥甘味浓的食物。
② 散：飘散；散布。
③ 凝：凝固不动。
④ 《白虎通》：即《白虎通义》，是中国汉代讲论五经同异、统一今文经义的一部重要著作。班固等人根据汉章帝建初四年（公元79）经学辩论的结果撰集而成。因辩论地点在白虎观而得名。《白虎通义》继承了董仲舒以后今文经学神秘的唯心主义思想。它以神秘化了的阴阳、五行为基础，解释自然、社会、伦理、人生和日常生活的种种现象，对宋明理学的人性论产生了一定影响。

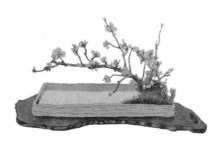

应璩《三叟诗》云[1]："中叟前致辞，量腹节所受。""量腹"二字最妙，或多或少，非他人所知，须自己审量。节[2]者今日如此，明日亦如此，宁少毋多。又《古诗》云："努力加餐饭"[3]，老年人不减足矣，加则必扰胃气。况努力定觉勉强，纵使一餐可加，后必不继，奚[4]益焉？

①应璩（qú）《三叟诗》云：内容主要是三位老人各自介绍长寿的原因。
②节：常规惯例。
③努力加餐饭：见《古诗十九首·行行重行行》。
④奚：怎么；为什么。

勿极饥而食，食不过饱；勿极渴而饮，饮不过多。但使腹不空虚，则冲和之气沦浃肌髓[1]。《抱朴子》曰："食欲数[2]而少，不欲顿[3]而多"，得此意也。凡食总以少为有益，脾易磨运，乃化精液；否则极补之物，多食反至受伤，故曰少食以安脾也。《洞微经》曰："太饥伤脾，太饱伤气"，盖脾藉于谷，饥则脾无以运而虚脾；气转于脾，饱则脾过于实而滞气。故先饥而食，所以给脾；食不充脾，所以养气。

①沦浃肌髓：深深地侵入肌肉和骨髓。浃（jiā）：湿透。冲和：指真气、元气。

老老恒言

读经典学养生

老老恒言

LAO
LAO
HENG
YAN

卷一

②数：多次。
③顿：一次；一回。

《华佗食论》[1]曰："食物有三化：一火化，烂煮也；一口化，细嚼也；一腹化，入胃自化也。"老年惟藉火化，磨运易即输精多。若市脯每加消石[2]，速其糜烂，虽同为火化，不宜频食，恐反削胃气。水陆之味，虽珍美毕备，每食忌杂。杂则五味相挠[3]，定为胃患。《道德经》曰："五味令人口爽"，爽，失也，谓口失正味也。不若次第分顿食之，乃能各得其味，适于口，亦适于胃。

①《华佗食论》：假托华佗之名所作，作者不详。
②消石：中药名。又名芒消、硝石、苦消、北帝元珠、化金石、水石、地霜、生消、焰消、火消、银消。为硝酸盐类硝石族矿物钾硝石经加工精制成的结晶体或人工制品。分布于山东、江苏、湖南、湖北、贵州、青海、西藏。具有攻坚破积，利水泻下，解毒消肿之功效。用于中暑伤冷，痧胀吐泻，心腹疼痛，黄疸，症积，诸淋涩痛，喉痹，目赤，痈肿疔毒。
③挠：困扰。

食后微渣留齿隙，最为齿累。以柳木削签，剔除务净，虎须尤妙；再煎浓茶，候冷连漱以荡[1]之。韦庄[2]诗"泻瓶如练色，漱口作泉声"；东坡云："齿

读经典 学养生

LAO LAO HENG YAN

卷一

性便苦"。如食甘甜物，更当漱。每见年未及迈，齿即缺落者，乃甘味留齿，渐至生虫作蟹③。公孙尼子④曰："食甘者，益于肉而骨不利也"，齿为肾之骨。

①荡：洗涤；清除。

②韦庄：（836～910），字端己，唐杜陵人，有《浣花词》流传。

③蟹（nì）：小虫，中医指虫咬的病。

④公孙尼子：字子石，孔子弟子，春秋楚国人。

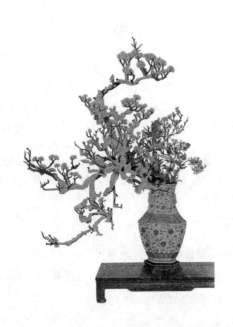

食物

《本草》谓：饭以陈米为佳，新米动气发病。窃意胃弱难化则有之，滋润香甘，莫如新粒，且有食陈难化，食新转觉易化，盖脾悦则健也。须以白米悬檐下，作经年之用，色白如新。或微炒，其松不异陈米，香更过焉。或煮饭，晒干重煮，或水浸冰之，风干再煮，俱加松软。至煮则无嫌过熟，昌黎[1]诗所谓"匙抄烂饭稳送之，合口软嚼如牛饲"也。凡煮白米，宜紧火，候熟，开锅即食。廪米、炒米宜缓火，熟后有顷，俟收湿气，则发松透里。

注

①昌黎：指韩愈（768～824）。

煮粥用新米，香甘快胃，乐天诗："粥美尝新米"，凿之必精，淅之必净，煮之必烂。厚曰饘[1]，薄曰酏[2]。常食薄乃适口，厚则转觉味淡，易于生厌。又粥内加他物同煮，其方颇多，另载末卷。《一家言》曰：煮饭勿以水多而减，煮粥勿以水少而添，方得粥饭下味。

注

①饘（zhān）：稠粥。
②酏（yǐ）：稀粥。

读经典　学养生

老老恒言

LAO
LAO
HENG
YAN

卷
一

茶能解渴，亦能致渴，荡涤精液故耳。卢仝七碗[①]，乃愈饮愈渴，非茶量佳也。《内经》谓"少饮不病喘渴"[②]；《华佗食论》曰："苦茶久食益意思"，恐不足据。多饮面黄，亦少睡。魏仲先《谢友人惠茶诗》云："不敢频尝无别意，只愁睡少梦君稀。"惟饭后饮之，可解肥浓；若清晨饮茶，东坡谓"直入肾经"，乃引贼入门也。"茶品非一，近地可觅者，武夷、六安为尚[③]。

注

①卢仝七碗：卢仝（约795～835），唐代诗人。诗风浪漫且奇诡险怪，人称"卢仝体"，他的《走笔谢孟谏议寄新茶》诗，传唱千年而不衰，其中的"七碗茶诗"之吟，最为脍炙人口。

②少饮不病喘渴：见《黄帝内经·灵枢·本藏篇》。

③武夷：指福建武夷山。六安：位于安徽西部，大别山北麓，俗称"皖西"。尚：上。

《诗·豳风》云："为此春酒，以介眉寿[①]。"《书[②]·酒诰》云："厥父母庆，自洗腆，致用酒[③]。"酒固老年所宜，但少时伤于酒，老必戒；即素不病[④]酒，黄昏后亦不宜饮，惟宜午后饮之，借以宣导血脉。古人饮酒，每在食后，《仪礼》谓之"酳"[⑤]。注云：酳者，演安其食也。今世俗筵宴，饱食竣，复设小碟以侑[⑥]酒，其犹存古之意与？米酒为佳，曲酒次之，俱取陈窨[⑦]多年者。烧酒纯阳，消烁真阴，当戒。

老老恒言

读经典　学养生

老老恒言

LAO
LAO
HENG
YAN

卷一

①介，佐助。眉寿，长寿。

②书：指《尚书》，是中国最早的文献汇编，儒家经典。

③腆：丰盛。致：得到。

④病：因为…而生病。

⑤《仪礼》：主要记载周代的各种礼仪，其中以记载士大夫的礼仪为主。酳（yìn）：吃东西后用酒漱口。

⑥侑（yòu）：佐助。

⑦窨（yìn）：地下室。

　　烟草，据姚旅《露书》①，产吕宋②，名"淡芭菰"③，《本草》不载，《备要》④增入，其说却未明确。愚按：烟草味辛性燥，熏灼耗精液，其下咽也，肺胃受之，有御寒、解雾、辟秽、消腻之能，一入心窍，便昏昏如醉矣。清晨饮食未入口，宜慎。笃嗜者甚至舌胎黄黑，饮食少味，方书无治法，食猪羊油可愈，润其燥也。有制水烟壶，隔水吸之者；有令人口喷，以口接之者，畏其熏灼，仍难捐弃，故又名"相思草"。《蚓庵琐语》⑤曰："边上人寒疾，非烟不治，至以匹马易烟一斤"。明崇祯癸未⑥，禁民私售，则烟之能御寒信矣！盛夏自当强制。

①姚旅《露书》：姚旅（？～1622），字园客，初

名鼎梅，明万历间莆田县涵江人。他少负才名，却屡试不第。后游学于四方，晚年潜心著述，有《露书》刊行于世。《露书》是我国迄今发现的最早的当地人记当地事的一部类书，内容丰富多彩。

②吕宋：即今菲律宾群岛中的吕宋岛。

③淡葩菰：tobacco（烟草）的音译。

④《备要》：指《本草备要》，古代中医药学著作，共八卷。汪昂撰，康熙三十三年（1694年）刊，本书可视为临床药物手册，亦为医学门径书。主要取材于《本草纲目》和《神农本草经疏》。

⑤《蚓庵琐语》：清李玉逬撰，记明末清初乡里见闻，谈论怪异事件居多。

⑥崇祯癸未：崇祯十六年，1634年。

菹①菜之属，每食所需，本非一类，人各有宜。文王嗜菖蒩②，孔子不撤姜食，皆审其所宜，故取之。非仅曰菖可益聪，姜可通神明③也。按：菖蒩即菖蒲菹，《遁庵秘录》有种石菖蒲④法，以辰砂⑤槌末代泥，候其生发，采根食之，不必定作菹也。利窍兼可镇心，据云能治不寐，极为神妙之品。

注

①菹（zū）：酸菜，腌菜。

②菖蒩（shǔ）：用菖蒲跟切制成的腌制品。

③通神明：使心智聪明。

④石菖蒲：观赏植物的一种。茎可入药。

⑤辰砂：又称朱砂、丹砂、赤丹、汞砂，是硫化汞矿物。含汞86.2%，是炼汞最主要的矿物原料，其晶体可

作为激光技术的重要材料。还是中药材，具镇静、安神和杀菌等功效。

蒸露法同烧酒，诸物皆可蒸，堪为饮食之助。盖物之精液，全在气味，其质尽糟粕耳。犹之饮食入胃，精气上输于肺，宣布[1]诸藏，糟粕归于大肠，与蒸露等。故蒸露之性，虽随物而异，能升腾清阳之气，其取益一[2]也。如稻米露发舒胃阳，可代汤饮，病后尤宜。他如藿香、薄荷之类，俱宜蒸取露用。《泰西水法》曰："西国药肆中，大半是药露，持方诣[3]肆，和露付之。"则方药亦可蒸露也，须预办蒸器，随物蒸用。

①宣：放开。布：分布。
②一：等同。
③诣：到……去；前往。

水陆飞走诸食物，备载《本草》，可考而知。但据其所采论说，试之不尽获验。张文潜[1]诗云："我读《本草》书，美恶未有凭[2]。"是岂人之禀气不同，遂使所投亦异耶？当以身体察，各随禀气所宜而食之，则庶几矣。

注

①张文潜：即张耒。

散步

坐久则络脉滞①，居常无所事，即于室内，时时缓步，盘旋②数十匝，使筋骸活动，络脉乃得流通。习之既久，步可渐至千百，兼增足力。步主筋，步则筋舒而四肢健；懒步则筋挛③，筋挛日益加懒。偶展数武④，便苦气乏，难免久坐伤肉之弊。欲步先起立，振衣定息，以立功诸法，徐徐行一度（"立功"见二卷《导引》内）。然后从容展步，则精神足力，倍加爽健。《荀子》⑤曰："安燕而气血不惰⑥。"此之谓也。

注

①络脉：中医指人体由经脉分出的大小分支。

②盘旋：绕圈行走。

③筋挛：中医病症名。指肢体筋脉收缩抽急，不能舒转自如。

④武：古代以六尺为步，半步为武。

⑤《荀子》：是战国后期儒家学派最重要的著作。荀子（约前313～前238），名况，战国后期赵国人，时人尊称为荀卿。

⑥燕：通"宴"，安闲，安乐。惰：指疲乏，衰败，败坏。

饭后食物停胃，必缓行数百步，散其气以输于脾，

老读经典
老学养生
恒言

LAO
LAO
HENG
YAN

卷一

则磨胃而易腐化。《蠹海集》曰："脾与胃俱属土，土耕锄始能生殖，不动则为荒土矣，故步所以动之。"《琅嬛记》[①]曰："古之老人，饭后必散步，欲摇动其身以消食也，故后人以散步为消摇。"《遵生笺》[②]曰："凡行步时，不得与人语，欲语须住足，否则令人失气。"谓行步则动气，复开口以发之，气遂断续而失调也。虽非关要[③]，寝食而外不可言语，亦须添此一节。

① 《琅嬛记》：是一本中国古典小说，题名元代伊士珍撰写，也有研究表明为明朝人桑怿伪托。全书共三卷。第一篇记载琅嬛福地的传说，遂以琅嬛记命名。
② 《遵生笺》：即《遵生八笺》，养生专著。明·高濂撰，刊于公元1591年，二十卷。本书是一部内容广博又切实用的养生专著，也是我国古代养生学的主要文献之一，很有参考价值。
③ 关要：指关键和要点。

散步者，散而不拘[①]之谓。且行且立，且立且行，须得一种闲暇自如之态。卢纶[②]诗："白云流水如闲步"是也。《南华经》曰："水之性不杂则清，郁[③]闭而不流，亦不能清。"此养神之道也，散步所以养神。偶尔步欲少远，须自揣足力，毋勉强。更命小舟相随，步出可以舟回，或舟出而步回，随其意之所便。既回，即就便榻眠少顷，并进汤饮以和其气。元微之[④]诗云：

读经典　学养生

老老恒言

LAO
LAO
HENG
YAN

"俛俛还移步，持疑又省躬⑤。"即未免涉于勉强矣。

①拘：拘束；拘泥。

②卢纶：（737～799），字允言，唐代诗人。

③郁：积结。

④元微之：指唐代诗人元稹（779～831），字微之，河南府河南(今河南洛阳)人，唐朝宰相、著名诗人。

⑤俛俛（mǐn miǎn）：同黾勉，努力。持疑，犹豫，迟疑。省躬，反躬自省。

卷一

　　春探梅、秋访菊，最是雅事。风日晴和之时，偕二三老友，楮筇①里许，安步亦可当车。所戒者，乘兴纵步，一时客气②为主，相忘疲困，坐定始觉受伤，悔已无及。

注

①楮（zhī）：支撑。筇（qióng）：可以做成手杖的一种竹子。

②客气：一时的意气。

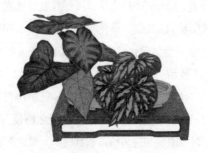

34

昼卧

午后坐久微倦，不可便榻即眠，必就卧室安枕。移时，或醒或寐，任其自然，欲起即起，不须留恋。《左传》①医和之言曰："晦淫惑疾②。"注：寝过节则惑乱。既起，以热水洗面，则眼光倍爽；加薄绵衣暖其背，则肢体俱觉轻健。乐天诗所谓"一觉闲眠百病消"也。三伏时或眠便榻，另设帐，窗户俱必密闭。冬月昼卧，当以薄被覆其下体，此时微阳潜长，必温暖以养之。血气本喜温而恶寒，何况冬月？如不以被覆，及起，定觉神色偃蹇③，遍体加冷，阳微弗胜阴凝也。

注

①《左传》：全称为《春秋左氏传》，儒家十三经之一，既是古代史学名著，也是文学名著。《左传》是中国第一部叙事详细的编年史著作，为春秋末年鲁国史官左丘明根据鲁国国史、儒家六经之一的《春秋》编成，记叙范围起自鲁隐公元年（前722年），迄于鲁哀公二十七年（前468年），主要记载了东周前期二百五十四年间各国政治、经济、军事、外交和文化方面的重要事件和重要人物，是研究中国先秦历史很有价值的文献，也是优秀的散文著作。

②晦淫：谓晏寝过度。惑疾：迷乱之病。

③偃蹇（yǎn jiǎn）：困顿窘迫。

长夏昼卧，醒后即进热饮，以助阳气，如得微汗亦妙。夏为阳极之候，昼宜动，而卧则反静，宣达①之所以顺时。欧阳公②曰："介甫尝云：'夏月昼卧，方枕为佳。'睡久气蒸枕热，则转一方冷处。"老年虽不宜受冷，首为阳，不可令热。况长夏昼卧？枕虽末节，亦取所宜。

注

①达：通畅。引申为使……通畅。
②欧阳公：欧阳修（1007～1072），字永叔，号醉翁、六一居士，吉州永丰（今江西省吉安市永丰县）人，北宋政治家、文学家。

《天禄识余》①云："李黄门②以午睡为摊饭。"放翁诗："摊饭横眠梦蝶床③。"此惟年壮胃强方可。老年胃气既弱，运动尚虑停滞，必待食久既化，胸膈宽然，未倦犹弗卧；少倦亟就枕，过此恐又不成寐矣。

注

①《天禄识余》：是清代作家高士奇撰写的一部杂文书籍。
②李黄门：黄门：官名。
③摊饭横眠梦蝶床：陆游《春晚村居杂赋》诗之五："浇书满挹浮蛆瓮，摊饭横眠梦蝶床。"自注："东坡先生谓晨饮为浇书，李黄门谓午睡为摊饭。"梦蝶，《庄子·齐物论》："昔者庄周梦为蝴蝶，

栩栩然蝴蝶也；自喻适志与，不知周也；俄然觉，则蘧蘧然周也。"

坐而假寐，醒时弥觉神清气爽，较之就枕而卧，更为受益；然有坐不能寐者，但使缄其口、闭其目、收摄其心神，休息片时，足当昼眠，亦堪遣日[1]。乐天诗云："不作午时眠，日长安可度？"此真老年闲寂之况。当昼即寝，既寝而起，入夜复寝，一昼夜间，寝兴分而二之。盖老年气弱，运动久则气道涩[2]，故寝以节之。每日时至午，阳气渐消，少息所以养阳；时至子，阳气渐长，熟睡所以养阴。东坡诗云："此身正似蚕将老，更尽春光一再眠。"若少壮阳气方盛，昼寝反令目错头重，阳亢也。

注

①遣：排遣；消遣。
②涩：滞留，不通畅。

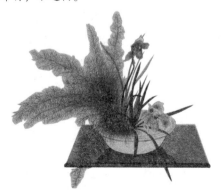

夜坐

　　日未出而即醒，夜方阑而不寐①，老年恒有之。黄昏时如辄就寝，则愈不能寐。必坐有顷，坐时先调息以定气，塞聪掩明，屏除杂想；或行坐功运动一番（"坐功"见二卷《导引》内）。《亢仓子》曰："体合于心，心合于气，气合于神，神合于无。"夜坐如此，即安睡之妙诀。

①阑：将尽。

　　五藏之精气，上注于目，坐时灯光照耀，即闭目亦似红纱罩之，心因目动，遂致淆乱神明，须置隐灯。放翁诗所云"小帏幛灯便细书"①是也。使光不射目，兼养目力；若灭灯而坐更妥。《楞严经》②曰："开眼见明，名为见外；闭眼见暗，名为见内。"《荀子》曰："浊明外景，清明内景。"意同。坐久腹空，似可进食，亦勿辄食，以扰胃气。《内经》曰："胃不和则卧不安。"或略进汤饮以暖之，酒更不可饮。气血入夜而伏，酒性动散，两相妨也。夜不食姜亦此意。

①小帏幛灯便细书：出自陆游诗《山墅》。细书，

写小字。

②《楞严经》：大乘佛教经典。

剪烛夜话，此少壮之常，老年若不检束，愈谈笑愈不倦，神气浮动，便觉难以收摄。鲍氏《皇极经世注》曰："人之神，昼在心，夜在肾。"盖肾主纳气，谈笑则气不纳，气不纳则神不藏，所以终夜无寐，谈笑亦足致之。夜以更点为候，如更点无闻，何所取准？拈①香一炷，或两炷，随其坐之久暂，令每夜同之，则气血之动定有常，入寝始觉安然。四时夜有长短，各酌其宜可也。予尝有《秋夜》诗云："薄醉倦来禁不得，月光窥牖②引人看。"凡值月明时，推窗看月，事所恒有，然呼吸间易感风露，为③从暖室中顿受凉气耳。《内经》曰："因于风露，乃生寒热。"秋月弥佳，尤宜戒看。

注

①拈：取。

②牖：窗子。

③为：以为；认为。

夏夜时刻甚短，即早卧仅及冬夜之半，陈传良①诗所谓"短夜得眠常不足"，纵未就枕，宜寝室中坐少顷②。至若风檐露院，凉爽宜人，非不快意，但夜气暗侵，每为病根所伏③。大凡快意处，即是受病处，老年人随事预防，当于快意处发猛省④，又不独此夜坐纳凉之一节也。

①陈传良：宋代文人，生平不详。
②少顷：一小会儿。
③伏：隐蔽，隐藏。
④省：反省；检查。

夜坐乃凝神于静，所以为寐计耳。按《紫岩隐书》①曰："每夜欲睡时，绕室行千步，始就枕。"其说却与坐相反，盖行则身劳，劳则思息，动极而返于静，亦有其理。首篇论安寝，愚谓有操纵二法。此夜坐是以静求静，行千步是以动求静，与操纵意相参②，可以体验得之。

①《紫岩隐书》：疑为宋于石著，待考。
②参：参考。

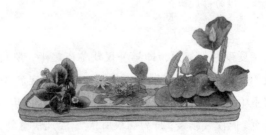

老老恒言

读经典 学养生

老老恒言

LAO
LAO
HENG
YAN

卷二

卷二

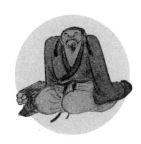

燕居①

养静为摄生首务。五官之司，俱属阳火；精髓血脉，则阴精也。阴足乃克济阳。《内经》曰："阴精所奉其人寿，阳精所降其人夭②。"降者降伏之降，阴不足而受阳制，立见枯竭矣。养静所以养阴，正为动时挥运之用。《显道经》曰："骨涌面白、血涌面赤、髓涌面黄、肌涌面黑、精涌面光、气涌面泽。光泽必根乎精气，所谓睟然③见于面也。按："精气"二字俱从米，是精气又必资乎米。调停④粥饭，饥饱适时，生精益气之功孰大焉？

①燕居：闲居。

②"阴精所奉其人寿"两句：意为阴精上奉，阳气固密，不容外泄，其人长寿。阳精下降，发泄不固密，其人夭折。

③晬（zuì）然：温润貌。晬通"睟"，润泽。

④调停：协调和谐。

《记·王制》①云："九十饮食不离寝"，寝谓寝处之所，乃起居室之意。如年未九十，精力衰颓者，起居卧室，似亦无不可。少视听、寡言笑，俱足宁心养神，即却病良方也。《广成子》曰②："无视无听，抱神以静，形将自正。"心者神之舍，目者神之牖；目之所至，心亦至焉。《阴符经》③曰："机在目"，《道德经》曰："不见可欲，使心不乱。"平居无事时，一室默坐，常以目视鼻，以鼻对脐，调匀呼吸；毋间断，毋矜持④，降心火入于气海⑤，自觉遍体和畅。《定观经》曰："勿以涉事无厌⑥，故求多事，勿以处喧无恶，强来就喧。"盖无厌无恶，事不累心也；若多事就喧，心即为事累矣。《冲虚经》⑦曰："务外游，不如务内观。"

①《记·王制》：即《礼记》中的《王制》篇，介绍古代君王治理天下的规章内容。

②广成子：传说中的仙人。

③《阴符经》：即《黄帝阴符经》，关于作者，有人

说是黄帝，有人说是战国时的苏秦，近代学者多
认为其书于南北朝。

④矜持：约束、拘泥、拘谨。

⑤气海：经穴名，出自《针灸甲乙经》。气海别名脖胦、
下肓、下气海，属任脉，肓之原穴，在下腹部。

⑥厌：通"餍"，满足。

⑦《冲虚经》：即《列子》。

心不可无所用，非必如槁木、如死灰，方为养
生之道。静时固戒动，动而不妄动，亦静也。道家
所谓不怕念起，惟怕觉迟。至于用时戒杂，杂则分①，
分则劳，惟专则虽用不劳，志定神凝故也。人藉②气
以充其身，故平日在乎善养，所忌最是怒。怒心一
发，则气逆而不顺，窒而不舒；伤我气即足以伤我
身。老年人虽事值可怒，当思事与身孰重，一转念间，
可以涣然冰释。

①分：杂乱分散。

②藉：凭借；依靠。

寒暖饥饱，起居之常，惟常①也，往往易于疏纵，
自当随时审量。衣可加即加，勿以薄寒而少耐；食
可置即置②，勿以悦口而少贪。《济生编》③曰："衣
不嫌过，食不嫌不及"，此虽救偏之言，实为得中④
之论。春冰未泮⑤，下体宁过于暖，上体无妨略减，

读经典 学养生

老老恒言

LAO
LAO
HENG
YAN

卷二

所以养阳之生气。绵衣不可顿加，少暖又须暂脱。北方语曰：若要安乐，不脱不着。南方语曰：若要安乐，频脱频着。

注

①常：规律；准则。
②置：放弃。
③《济生编》：玉虚子著。
④中：符合。
⑤泮（pàn）：融化。

夏月冰盘①，以阴乘阳也；冬月围炉，以阳乘阴也，阴阳俱不可违时。《内经》曰："智者之养生也，必顺四时而调寒暑。"然冬寒犹可近火，火在表也；夏热必戒纳凉，凉入里也。《济世仁术编》曰："手心通心窍。"大热时，以扇急扇手心，能使遍体俱凉。愚谓不若谚语云：心定自然凉。"心定"二字可玩味。

注

①冰盘：盘内放置碎冰，上面摆放瓜果等食品，夏季用以解渴消暑。

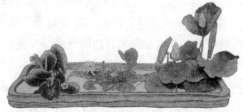

44

省心

老老恒言

读经典 学养生

LAO
LAO
HENG
YAN

卷二

六淫之邪，其来自外，务调摄所以却之也①。至若七情内动，非调摄能却，其中喜怒二端，犹可解释。倘事值其变，忧、思、悲、恐、惊五者，情更发于难遏。要使心定则情乃定，定其心之道何如？曰"安命"。

①摄：整理；整顿。却：推却；推辞；拒绝。

凡人心有所欲，往往形诸梦寐，此妄想惑乱之确证。老年人多般涉猎过来，其为可娱可乐之事，滋味不过如斯，追忆间，亦同梦境矣！故妄想不可有，并不必有，心逸则日休也。世情世态，阅历久，看应烂熟。心衰面改，老更奚求？谚曰：求人不如求己，呼牛呼马。亦可由人，毋少介意；少介意便生忿①，忿便伤肝。于人何损？徒损乎己耳。

①忿：愤怒，怨恨，使……忿怒。

少年热闹之场，非其类则弗亲；苟不见几知退①，取憎而已。至与二三老友，相对闲谈，偶闻世事，不必论是非，不必较长短，慎尔出话，亦所以定心气。《语》云：及其老也，戒之在得。财利一关，似难打破，亦念去日已长，来日已短，虽堆金积玉，将安用之？然使恣意耗费，反致奉②身匮乏，有待经营，此又最苦事。故"节俭"二字，始终不可忘。

①苟：假设；如果。几：事情的细微迹象或动向。
②奉：侍奉；侍候。

　　衣、食二端，养生切要事，然必购珍异之物，方谓于体有益，岂非转①多烦扰？食但慊②其心所欲，心欲淡泊，虽肥浓亦不悦口；衣但安其体所习，鲜衣华服，与体不相习，举动便觉乖③宜。所以食取称意，衣取适体，即是养生之妙药。凡事择人代劳，事后核其成可也；或有必亲办者，则毅然办之；亦有可姑置者，则决然置之。办之所以安心，置之亦所以安心，不办又不置，终日往来萦怀④，其劳弥甚。

注

①转：转动；辗转。
②慊（qiè）：满足、满意。
③乖：背离；不一致。
④萦怀：牵挂在心上。

　　老年肝血渐衰，未免性生急躁。旁人不及应，每至急躁益甚，究无济于事也，当以一"耐"字处之。

老老恒言

读老学经典养生

LAO
LAO
HENG
YAN

卷二

百凡①自然就理，血气既不妄动，神色亦觉和平，可养身兼养性。年高则齿落目昏、耳重听、步蹇涩②，亦理所必致，乃或因是怨嗟，徒生烦恼。须知人生特不易到此地位耳！到此地位，方且自幸不暇，何怨嗟之有！

①凡：大概；大略。
②蹇涩（jiǎn sè）：步履艰难。

寿为五福之首①，既得称老，亦可云寿。更复食饱衣暖，优游杖履，其获福亦厚矣！人世间境遇何常？进一步想，终无尽时；退一步想，自有余乐。《道德经》曰："知足不辱，知止不殆，可以长久！"

①五福："五福"这个名词，原出于《书经》和《洪范》。五福的第一福是"长寿"，第二福是"富贵"，第三福是"康宁"，第四福是"好德"，第五福是"善终"。

身后之定论，与生前之物议①，己所不及闻、不及知，同也。然一息尚存，必无愿人毁己者，身后亦犹是耳。故君子疾没世而名不称，非务名也，常把一"名"字着想，则举动自能检饬②，不至毁来；否即年至期颐③，得遂考终，亦与草木同腐。《道德经》曰："死而不亡者：寿！"谓寿不徒在乎年也。

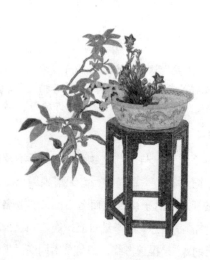

注

①物议：众人的议论。

②检饬（chì）：检点，自我约束。

③期颐：一百岁。

见客

《记·王制》曰："七十不与①宾客之事"，盖以送迎仆仆②，非老年所能胜③。若夫来而不往，《记》以为非礼。岂所论于老年？予尝有《扫径》诗云："积闲成懒痼难砭，扫径欣看客迹添。若要往来拘礼法，乐音金玉亦无嫌④。"

注

①与：参与；参加。
②仆仆：繁琐劳顿。
③胜：禁得起；受得住。
④乐音金玉亦无嫌：即使您的话是金玉良言，我也不愿听。金玉，指金玉良言。

见客必相揖，礼本不可废，但恐腰易作酸，此礼竟①宜捐弃。腰为肾之府，肾属水，水动则生波。又按《蠡海集》云："肺居上，肝居下。一鞠躬则肺腑肝仰矣。"故嵇康②言："礼岂为我辈设？"愚谓"揖岂为老年设？"

注

①竟：终究；终于。
②嵇康：三国曹魏时期著名思想家、音乐家、文学家。正始末年与阮籍等竹林名士共倡玄学新风，主张"越名教而任自然""审贵贱而通物情"，为"竹林七贤"的精神领袖。

客至进茶，通行之礼，茶必主客各一，谓主以陪客也。老年交好来往，定皆习①熟，止以佳茗进客可耳；若必相陪，未免强饮。或谓设而不饮，亦可，又安用此虚文②。

①习：熟悉；通晓。
②文：规定、仪式。

老年人着衣戴帽，适体而已。非为客也，热即脱，冷即着。见客不过便服，如必肃衣冠而后相接，不特脱着为烦，寒温亦觉顿易①，岂所以适体乎？《南华经》曰："是适人之适，而不自适其适者也。"倘有尊客过访，命阍人②婉辞也可。凡客虽盛暑，其来也必具衣冠，鹄立③堂中，俟主人衣冠而出，客已热不能胜。当与知交约，主不衣冠，则客至即可脱冠解衣。本为便于主，却亦便于客。喜谈旧事，爱听新闻，老人之常态。但不可太烦，亦不可太久，少④有倦意而止。客即在座，勿用周旋⑤。如张潮诗所云："我醉欲眠卿且去"，可也。大呼大笑，耗人元气，对客时亦须检束。

①顿：马上；立刻。易：改变；变换。
②阍（hūn）人：守门人。

50

③鹄立：像鹄一样引颈而立。形容直立。鹄：天鹅。
④少：稍；略微。
⑤周旋：应酬。

往赴筵宴，周旋揖让，无此精力，亦少此意兴。即家有客至，陪坐陪饮，强①以所不欲，便觉烦苦。至值花晨月夕，良友欢聚，偶乐开樽设馔，随兴所之可也，毋太枯②寂。庆吊之礼，非老年之事，自应概为屏绝。按：礼重居丧③。《曲礼》犹曰："七十惟衰麻④在身，饮酒食肉处于内"；又《王制》曰："八十齐丧⑤之事弗及也，况其他乎！"

①强：勉强。
②枯：憔悴；枯瘦。
③居丧：犹守孝。
④衰（cuī）麻：指孝服。
⑤齐（zhāi）丧：祭祀和吊丧。齐通"斋"，指祭祀之前清心洁身。此指祭祀。

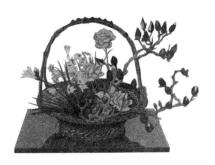

出门

邵子自言"四不出"：大风、大雨、大寒、大热也。愚谓：非特①不可出门，即居家亦当密室静摄②，以养天和；大雷大电，尤当缄口肃容，敬天之怒。如值春秋佳日，扶杖逍遥，尽可一抒沉郁之抱③。

①特：特别；特地。
②摄：保养。
③抱：胸怀；抱负。

偶然近地游览，茶具果饵，必周备以为不时之需。置食篚①，竹编如盒，叠作数层，外以环约之，使一手可提。《记·王制》曰："膳饮从于游，乃兼具②酒食。"如近地亦非必备。春秋寒暖不时，即近地偶出，绵、夹衣必挈以随身。往往顷刻间，气候迥异。设③未预备，乍暖犹可，乍凉即足为患。

①篚：用竹子编的装零碎东西的小篓。
②具：通"俱"，全，都，尽。
③设：假设；如果。

乘兴而出，不过迤①在村郭间，可泛小舟，舟前后必障蔽。乐天诗所谓"一茎竹篙剔船尾，两幅青幕覆船头"也。舟中不能设椅，屹坐摇杌②，殊觉不宁。制环椅无足，平置舟板上，与坐环椅无别。居家时不妨移置便榻，亦堪小坐。舟中别^③置褥，厚而狭者，可坐可卧；另置枕，短而高者，可靠手、可枕首。微觉懒倦，有此则坐卧胥^④安。

①迩：近。
②屼：山势高耸。摇扤：摇晃。
③别：另外；别外的。
④胥：都。

　　足力尚健者，备游山鞋。每制必二緉^①，上山则底前薄后厚，下山则底前厚后薄，趁宜而着，命童子携之。古人有"登山屐"，去屐前齿，亦此意。折叠凳，游具也。四足，两两交加，连则但^②具前后，以木棉缕绷为面，软而可折，今俗称"马踏子"。其制仿自前明，见《三才图会》^③。予诗有"稳坐看山权当榻，不妨折叠入游囊"之句。凡出门，命携以相随，足力倦即堪少坐^④，不必专为游山也。

①緉（liǎng）：古代计算鞋的单位，相当于"双"。
②但：只；仅；唯独。
③《三才图会》：又名《三才图说》，是由明朝人王圻及其儿子王思义撰写的百科式图录类书。于1607年完成编辑，并在1609年出版，共一百零八卷。

太白诗："饭颗山头逢杜甫,头戴笠子日卓午[1]。"又东坡戴笠行雨中,绘《笠屐图》。笠为古人所恒[2]用,御[3]雨兼障日。夏秋之初,或倚杖而出,亦可预办。制以棕与藤,俱嫌少重,竹为骨,皂纱蒙其上,似较轻便。另用纱二寸许,垂于笠边,谓之"笠檐",亦堪障日。老年出不远方,无过往来乡里。《曲礼》曰:"行役[4]以妇人",谓设有不得已而远行,所以虑之周也。以[5]妇人者,妇人举动柔和,故用之。然此亦古人优[6]体衰羸,不嫌过于委曲。苟有勤谨童仆,左右习惯者,未始[7]不可用。

① "饭颗山头逢杜甫"两句:出自李白《戏赠杜甫》。卓午,正午。
② 恒:经常;常常;总是。
③ 御:抵御;抵挡。
④ 行役:指因服兵役劳役或者公务而出外跋涉。
⑤ 以:用;使用。
⑥ 优:根据文意此处似应为"忧"。
⑦ 始:当初;起初。

远道行李,必作信宿[1]计,各项周备外,其要尤在床帐。办阔大折叠凳二(其制见前),或棕绷之,或皮绷之,两凳相接而排,长广恰如床式。闻军营中多用此。帐用有骨子可以架起者。(制详四卷帐内)严冬远出,另备帽,名"将军套"。皮制边,边开四口,分四块：前边垂下齐眉，后边垂下遮颈，旁边垂下遮耳及颊。偶欲折上，扣以纽，仍^②如整边。趁^③寒趁暖，水陆俱当。

①信宿：连住两夜。
②仍：仍然；依然。
③趁：通"称"，适合。

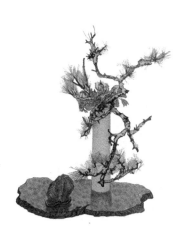

防疾

心之神发于目，肾之精发于耳。《道德经》曰："五色令人目盲，五音令人耳聋"，谓淆乱其耳目，即耗敝其精神。试于观剧时验之，静默安坐，畅领声色之乐，非不甚①适；至歌阑舞罢，未有不身疲力倦者，可恍悟此理。

①甚：什么。

久视伤血、久卧伤气、久坐伤肉、久立伤骨、久行伤筋，此《内经》"五劳所伤"之说也。老年惟久坐、久卧不能免，须以导引诸法，随其坐卧行之（导引有睡功、坐功，见本卷末），使血脉流通，庶①无此患。

①庶：差不多。

男女之欲，乃阴阳自然之道。《易·大传》曰："天地纲缊，男女构精"是也①。然《传》引《损》卦②爻辞以为言，"损"乃损刚益柔之象，故自然之中，非无损焉；老年断欲，亦盛衰自然之道。《损》之爻辞曰"窒欲"③是也，若犹未也，自然反成勉强，则损之又损，必至损年。

注

①《易·大传》：是儒家学者对《易经》所作的解释。
　共有十篇：《象》上下、《象》上下、《文言》、
　《系辞》上下、《说卦》、《杂卦》、《序卦》。
②损卦：为易卦中六十四卦之一，其爻词有"三人
　则损一人，一人行则得其友"之句。
③窒欲：即绝欲。

　　五藏俞穴①，皆会于背。夏热时，有命童仆扇
风者，风必及之，则风且入藏，贻患非细②；有汗
时尤甚，纵不免挥扇。手自挥动，仅及于面，犹之
御风而行，俱为可受。静坐则微有风来，便觉难胜③，
动阳而静阴，面阳而背阴也。

注

①俞（shù）穴：即穴位。俞通"腧"，人体穴道
　的总称。
②细：小；微小。
③胜：禁得起；受得住。

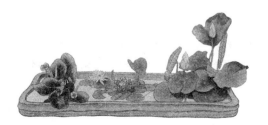

读 老 经 老
经 典 恒
学 养 言
生

LAO
LAO
HENG
YAN

卷
二

时疫①流行，天地不正之气，其感②人也，大抵由口鼻入。吴又可③论曰："呼吸之间，外邪因而乘之，入于膜原"是也。彼此传染，皆气感召，原其始，莫不因风而来。《内经》所谓"风者，善行而数变。"居常出入，少觉有风，即以衣袖掩口鼻，亦堪避疫。

注

①时疫：瘟疫。一时流行的传染病。
②感：感染。
③吴又可：吴有性（1582～1652），字又可，汉族，吴县东山人。明末清初传染病学家。1642 年，大明崇祯 15 年，全国瘟疫横行，十户九死。南北直隶、山东、浙江等地大疫，五六月间益盛，"一巷百余家，无一家仅免，一门数十口，无一仅存者"。医生们都用伤寒法治疗，毫无效果。吴又可亲历了每次疫情，积累了丰富的资料，推究病源，潜心研究，依据治验所得，撰写成了全新的《温疫论》一书，开我国传染病学研究之先河。

窗隙门隙之风，其来甚微，然逼①于隙而出，另有一种冷气，分外尖利。譬②之暗箭焉，中人于不及备，则所伤更甚！慎毋以风微而少③耐之。酷热之候，俄④然大雨时行，院中热气逼入于室，鼻观⑤中并觉有腥气者，此暑之郁毒，最易伤人。《内经》曰："夏伤于暑，秋为痎疟⑥。"须速闭窗牖，毋使得入。雨歇又即洞开，以散室中之热。再如冷水泼地，亦有暑气上腾，勿近之。饱食后不得急行，急行则

读经典学养生

老老恒言

LAO
LAO
HENG
YAN

卷二

气逆，不但食物难化，且致壅塞。《内经》所谓"浊气在上，则生䐜胀。"饥不得大呼大叫，腹空则气既怯，而复竭之，必伤肺胃；五藏皆禀气于胃，诸气皆属于肺也。

①逼：狭窄。
②譬：打比方；比喻。
③少：少顷；一会儿。
④俄：顷刻；片刻。
⑤鼻观：鼻孔，亦指嗅觉。
⑥痎（jiē）疟：即疟疾。

凡风从所居之方来，为"正风"①，如春东风、秋西风，其中人也浅；从冲后来为"虚风"，如夏北风、冬南风，温凉因之顿异，伤人最深。当加意调养，以补救天时，凉即添衣，温毋遽脱，退避密室，勿犯②其侵。

注

①正风：指自然界的正常气候，又称正气。非实风，即不是亢盛的风邪。
②犯：冒；冒着；顶着。

三冬①天地闭，血气伏。如作劳出汗，阳气渗泄，无以为来春发生之本，此乃致病之原也。春秋时大汗，勿遽脱衣，汗止又须即易，湿气侵肤，亦足为累。

老老恒言

读老经典 学养生

LAO
LAO
HENG
YAN

卷二

石上日色晒热，不可坐，恐发臀疮；坐冷石恐患疝气[2]。汗衣勿日曝，恐身长汗斑；酒后忌饮茶，恐脾成酒积[3]；耳冻勿火烘，烘即生疮；目昏毋洗浴，浴必添障。凡此日用小节，未易悉数，俱宜留意。

①三冬：冬季三月。
②疝气：即人体内某个脏器或组织离开其正常解剖位置，通过先天或后天形成的薄弱点、缺损或孔隙进入另一部位。
③酒积：以食滞成积为主症的酒病。

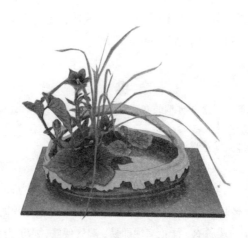

慎药

老年偶患微疾，加意调停饮食，就食物中之当^①病者食之；食亦宜少，使腹常空虚，则络脉易于转运，元气渐复，微邪自退，乃第一要诀。药不当病，服之每未见害，所以言医易，而医者日益多。殊不知既不当病，便隐然受其累，病家不觉，医者亦不自省。愚谓微病自可勿药有喜，重病则寒凉攻补，又不敢轻试。谚云：不服药为中医^②。于老年尤当。

①当：抵挡，抵抗。
②中医：中等水平的医生。

病有必欲服药者，和平^①之品甚多，尽可施治。俗见以为气血衰弱，攻与补皆必用人参。愚谓人参不过药中一味耳，非得之则生，弗得则死者；且未必全利而无害，故可已即已。苟审病确切，必不可已，宁谓人甦^②必戒用哉？

①和平：指气性平和的药物。
②人甦：指人参。

凡病必先自己体察，因^①其所现之证，原^②其致

老老恒言

读经典　学养生

LAO
LAO
HENG
YAN

卷二

病之由。自顶至踵，寒热痛痒何如？自朝至暮，起居食息何如？则病情已得，施治亦易。至切脉又后一层事，所以医者在乎问之详，更在病者告之周也。

①因：确定某事的原因。

②原：确定某事的缘由。

方药之书，多可充栋①，大抵各有所偏，无不自以为是。窃考方书最古者，莫如《内经》，其中所载方药，本属无多，如不寐用半夏秫米汤②，鼓胀用鸡矢醴③，试之竟无效，他书可知。总之同一药，而地之所产各殊；同一病，而人之禀气又异；更有同一人、同一病、同一药，而前后施治，有效有不效。乃欲于揣摹仿佛中求其必当④，良非易事，方药之所以难于轻信也。

①充栋：形容藏书之富，可以堆满屋子。

②半夏秫米汤：半夏汤，又名半夏秫米汤，出自《黄帝内经·灵枢》邪客篇，疗效确切，因此至今仍在临床上应用。 本方由半夏、秫米组成，用于湿痰内盛、胃不和则卧不安之失眠症，有祛痰和胃、化浊宁神之功。

③鸡矢醴：柴胡9克，枳实9克，芍药9克，甘草5克，鸡矢醴9克。

④当：适合；适应。《促织》："将无献公堂，惴

惴恐不～意。"《芙蕖》："群葩～令时，只在花开之数日。"

　　《本草》所载药品，每曰"服之延年"，"服之长生"，不过极言其效而已，以身一试可乎？虽扶衰补弱，固药之能事，故有谓"治已病，不若治未病"。愚谓：以方药治未病，不若以起居饮食调摄于未病。凡感风感寒暑，当时非必遽①病。《内经》所谓"邪之中人也，不知于其身。"然身之受风受寒暑，未有不自知。病虽未现，即衣暖饮热，令有微汗，邪亦可从汗解。《道德经》曰："夫惟病病，是以不病。"

注

①遽（jù）：急。

　　病中食粥，宜淡食，清火利水，能使五藏安和，确有明验，患泄泻者尤验，《内经》曰："胃阳弱而百病生，脾阴足而万邪息。"脾胃乃后天之本，老年更以调脾胃为切要。人乳汁，方家①谓之"白硃砂"，又曰"仙人酒"。服食法：以瓷碗浸滚水内，候热，挤乳入碗，一吸尽之，勿少冷；又法：以银锅入乳，烘干成粉，和以人参末，丸如枣核大，腹空时嚼②化两三丸。老人调养之品，无以过此，此则全利而无害，然非大有力者不能办。

注

①方家：医生。

②噙（qín）：含在嘴里。

程子①曰："我尝夏葛而冬裘，饥食而渴饮，节嗜欲、定心气，如斯而已矣！"盖谓养生却病，不待他求。然定心气，实是最难事，亦是至要事。东坡诗云："安心是药更无方。"

注

①程子：即二程中的程颐，程颐（1033～1107），字正叔，人称伊川凌先生，北宋洛阳人，著名教育家。

术家有延年丹药之方，最易惑人，服之不但无验，必得暴疾。其药大抵锻炼金石，故峻厉①弥甚。《列子》曰："禀生受形，既有制之者矣！药石其如汝乎？"或有以长生之说问程子，程子曰："譬如一炉火，置之风中则易过②，置之密室则难过。"故知人但可以久生，而不能长生。老年人惟当谨守烬余，勿置之风中可耳。

注

①峻厉：峻，严峻，严厉。厉，各个，逐个。

②过：时间过去。

64

消遣

老老恒言

读经典 学养生

LAO
LAO
HENG
YAN

卷二

笔墨挥洒，最是乐事，素善书画者兴到时，不妨偶一为之。书必草书，画必兰竹，乃能纵横任意，发抒性灵，而无拘束之嫌。饱食后不可捉笔，俯首倚案，有碍胃气。若因应酬促逼，转成魔障[1]。

①魔障：障碍。

棋可遣闲，易动心火；琴能养性，嫌磨指甲。素即擅长，不必自为之。幽窗邃室，观弈听琴，亦足以消永昼。能诗者偶尔得句，伸纸而书，与一二老友共赏之，不计工拙，自适其兴可也。若拈题或和韵[1]，未免一番着意。至于题照[2]，及寿言挽章，概难徇情[3]。

①拈题：旧时文人集会作诗的一种方式，个人或自定或拈阄题目作诗。和韵，指依照别人诗作的韵律和作。
②题照：在画像上作诗。
③徇情：曲从私情。

法书[1]名画，古人手迹所存，即古人精神所寄。窗明几净，展玩一过，不啻晤对古人[2]；谛审其佳妙，

65

到心领神会处，尽有默然自得之趣味在。院中植花木数十本，不求名种异卉，四时不绝便佳。呼童灌溉，可为日课。玩其生意，伺其开落，悦目赏心，无过于是。

①法书：名家的书法范本。
②不啻：等同。晤：相遇；见面；面对面。

　　鹤，野鸟也，性却闲静，园圃宽阔之所，即可畜。去来饮啄，任其自如，对之可使躁气顿蠲①。若笼画眉、架鹦鹉，不特近俗，并烦调护，岂非转多一累。阶前大缸贮水，养金鱼数尾，浮沉旋绕于中，非必池沼，然后可观。闲愦时观鱼之乐，即乐鱼之乐，既足怡情，兼堪清目。拂尘涤砚，焚香烹茶，插瓶花，上帘钩，事事不妨身亲之。使时有小劳，筋骸血脉，乃不凝滞。所谓"流水不腐，户枢不蠹"也②。

①蠲（juān）：消除。
②"流水不腐"两句：亦作"流水不腐，户枢不蝼"。意指常流的水不发臭，常转的门轴不遭虫蛀。户枢：门轴；蠹：这里是蛀蚀的意思。比喻经常运动，生命力才能持久，才有旺盛的活力。

导引

导引①之法甚多，如八段锦②、华佗五禽戏③、婆罗门十二法④、天竺按摩诀⑤之类，不过宣畅气血，展舒筋骸，有益无损。兹择老年易行者附于下，分卧功、立功、坐功三项；至于叩齿咽津，任意为之可也。修炼家有纳气通三关⑥、结胎成丹之说，乃属左道，毋惑。

 注

①导引：导气引体，古代医家、道家的养生术，实为呼吸和躯体运动相结合的体育疗法。

②八段锦：八段锦有坐八段锦、立八段锦之分，北八段锦与南八段锦，文八段锦与武八段锦，少林八段锦与太极八段锦之别，在我国深受知识分子和练习者的喜爱。

③华佗五禽戏：五禽戏是中国传统导引养生的一个重要功法，其创编者华佗（约145～208），出生在东汉末沛国谯县（今安徽亳州）。其一生著述颇丰，但均亡佚。

④婆罗门十二法：婆罗门导引十二法是著名的佛家健身术，因其有防治疾病、延年益寿的功效，曾在明、清时代广为流传。

⑤天竺按摩诀：是一套由18节动功组成的保健功法。主要通过一系列导引动作，达到理气活血、疏通经络、祛病强身之效。

⑥三关：特指下丹田。

老老恒言

读经典 学养生

LAO
LAO
HENG
YAN

卷二

仰卧，伸两足，竖足趾，伸两臂，伸十指，俱着力向下，左右连身牵动数遍。仰卧，伸左足，以右足屈向前，两手用力攀至左，及胁，攀左足同，轮流行。仰卧，竖两膝，膝头相并，两足向外，以左右手各攀左右足，着力向外数遍。仰卧，伸左足，竖右膝，两手兜住右足底，用力向上，膝头至胸，兜左足同，轮流行。仰卧，伸两足，两手握大拇指，首着枕，两肘着席，微举腰摇动数遍。正立，两手叉向后，举左足空掉数遍，掉右足同，轮流行。正立，仰面昂胸，伸直两臂，向前，开掌相并，抬起，如抬重物，高及首，数遍。正立，横伸两臂，左右托开，手握大拇指，宛转顺逆摇动，不计遍。正立，两臂垂向前，近腹，手握大拇指，如提百钧重物，左右肩俱耸动，数遍。正立，开掌，一臂挺直向上，如托重物，一臂挺直向下，如压重物，左右手轮流行。

跌坐[①]，擦热两掌，作洗面状，眼眶、鼻梁、耳根，各处周到，面觉微热为度。跌坐，伸腰，两手置膝，以目随头左右瞻顾，如摇头状，数十遍。跌坐，伸腰，两臂用力，作挽硬弓势，左右臂轮流互行之。跌坐，伸腰，两手仰掌，挺肘用力，齐向上，如托百钧重物，数遍。跌坐，伸腰，两手握大拇指作拳，向前用力，作搥物状，数遍。跌坐，两手握大拇指，向后托实坐处，微举臀，以腰摆摇数遍。跌坐，伸腰，两手置膝，以腰前扭后扭，复左侧右侧，全身着力，互行之，不计遍。跌坐，伸腰，两手开掌，十指相叉，两肘拱起，掌按胸前，反掌推出，正掌挽来，数遍。跌坐，两手握大拇指作拳，反后搥背及腰，又向前左右交搥臂及腿，取快而止。跌坐，两手按膝，左右肩，前后交扭，如转辘轳[2]，令骨节俱响，背觉微热为度。

注

①跌坐：坐法之一。即互交二足，将右脚盘放于左腿上、左脚盘放于右腿上的坐姿。在诸坐法之中，以此坐法为最安稳而不易疲倦。

②辘轳（lú lu）：利用轮轴原理制成的在井上汲水的起重装置。

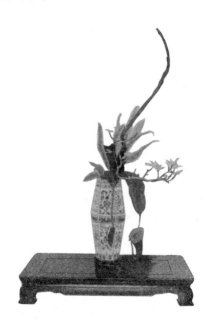

老老恒言

读经典 学养生

老老恒言

LAO
LAO
HENG
YAN

卷
三

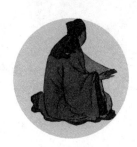

书室

　　学不因老而废，流览书册，正可借以遣闲，则终日盘桓①，不离书室。室取向南，乘阳②也。《洞灵经》曰："太明伤魂，太暗伤魄。"愚按③：魂为阳气之英④也，魄为阴体之精也，所谓伤者，即目光可验。如太明就暗，则目转昏，伤其阳也；太暗就明，则目转眛，伤其阴也。又《吕氏春秋》⑤曰："室大多阴，多阴则痿⑥。"痿者，喻言肢体懈弛，心神涣散之意。

注

①盘桓：徘徊，逗留。

②乘：利用。

③按：（编者、作者等）在正文之外所加的说明或论断。

④英：精华。

⑤《吕氏春秋》：又称《吕览》，吕不韦及其门人集体编纂而成。内容涉及甚广，以儒家思想为主，兼收名、法、墨、农和阴阳各派言论，是杂家的代表作。

⑥痿：身体某部分萎缩或丧失功能的疾病。

　　室中当户，秋冬垂幕，春夏垂帘，总为障风而设。晴暖时，仍可钩帘卷幕，以挹^①阳光。《内经》曰："风者，百病之始也。"又曰："古人避风，如辟^②矢石焉。"其危词相儆^③如此，当随时随地，留意避之。

注

①挹（yì）：舀取。此指迎接。

②辟：避开。

③儆（jǐng）：警告。

　　三秋凉气尚微，垂幕或嫌其密，酌^①疏密之中，以帘作里，蓝色轻纱作面，夹层制之。日光掩映，葱翠照入几榻间。许丁卯^②诗所谓"翠帘凝晚香"也。可以养天和，可以清心目。

注

①酌：经过衡量决定取舍。

②许丁卯：指唐代诗人许浑（约791～858），字用晦，
　唐文宗大和年间进士，原居丹阳，后住镇江丁卯
　桥，人称"许丁卯"，其诗集名《丁卯集》。

　　每日清晨，室中洞开窗户，扫除一遍。虽室本
洁净，勿暂辍①，否则渐生故气。故气即同郁蒸之气，
入于口鼻，有损脾肺。脾开窍于口②，肺开窍于鼻也③。
古人扫必先洒水，湿日积，似亦非宜④。严冬取干雪
洒地而扫，至佳。常时用木屑微润以水，亦能粘拌
尘灰，不使飞扬，则倍加洁净。

注

①辍：停止，中止。
②脾开窍于口：脾主运化饮食水谷，饮食水谷从口
　而入，口与脾的功能是统一协调的，脾的功能可
　以从口反映，
③肺开窍于鼻：肺主呼吸，鼻为气体出入的通道，
　肺通过鼻与自然界相贯通，肺之经脉与鼻相连，
　肺的生理和病理状况，可由鼻反映出来。
④宜：适宜；合适。

　　卑①湿之地不可居。《内经》曰："地之湿气，
感则害皮肉筋脉。"砖铺年久，即有湿气上侵，必
易新砖。铺以板，则湿气较微，板上亦可铺毡②，不
但举步和软，兼且毡能收湿。《春秋左氏传》③：晋
平公疾，秦伯使医和视之，有"雨淫腹疾"之语。
谓雨湿之气，感而为泄泻。故梅雨时，尤宜远湿。

注

①卑：地势低下。

②毡：毛毡。

③《春秋左氏传》：简称《左传》，相传是春秋末年鲁国的左丘明为《春秋》做注解的一部史书，与《公羊传》《谷梁传》合称"春秋三传"。也是中国第一部叙事详细的编年体史书。

南北皆宜设窗。北则虽设常关，盛暑偶开，通气而已。渊明常①言，五六月中，北窗下卧，遇凉风暂至，自谓是羲皇上人②。此特③其文辞佳耳，果如此，入秋未有不病者，毋为古人所愚。

注

①常，通"尝"，曾经。

②羲皇上人：羲皇指伏羲氏。古人想象上古时代的人民都恬静闲适，所以隐士自称羲皇上人。

③特：仅，只，不过。

窗作左右开阖者，槛①必低，低则受风多。宜上下两扇，俗谓之和合窗。晴明时挂起上扇，仍有下扇作障，虽坐窗下，风不得侵。窗须棂②疏则明，糊必以纸则密。

注

①槛（jiàn）：栏杆。

②棂（líng）：旧式房屋的窗格。

三冬日行南陆①，光入窗牖②，最为可爱。如院中东西墙峻③，日已出而窗未明，日方斜而窗顿暗。惟两旁空阔，则红日满窗，可以永昼。予尝作《园居》诗，有"好是东西墙放短，白驹④挽得驻疏棂"之句。

①南陆：南方。
②牖（yǒu）：窗子。
③峻：高大。
④白驹：比喻流逝的时间。

室前庭院宽大，则举目开朗，怀抱亦畅。更须树阴疏布，明暗适宜。如太逼窒，阳光少而阴气多，易滋①湿蒸入室之弊。北向院小，湿蒸弥②甚，坐榻勿近之。

①滋：培植，引申为滋长。
②弥：满；遍。

长夏院中，阳光照灼，蓝色布为幄①以障之，妥矣。微嫌光犹瞿目②，不若获③帘漏影，兼得通风。或剪松枝带叶作棚，时觉香自风来，更妙。如以席篷遮蔽，非不幽邃，然久居于中，偶见日色，反易受暑。

74

老老恒言

读经典 学养生

LAO
LAO
HENG
YAN

卷三

①幄：帐幕。

②瞿（jù）目：刺眼。瞿，惊视。

③荻（dí）：草本植物，生在水边，叶子长形，似芦苇，茎可以编席箔。

　　高楼下，日不上逼；其西偏①者，日过午即影移向东。三伏时可以暂迁书室于此，兼令檐下垂帘，院中障日，南窗向明而时启，北牖虽设而常关，起居其中，尽堪销夏。

①西偏：房屋西侧。

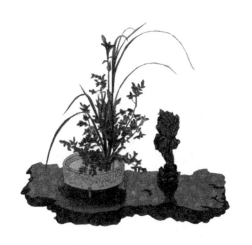

书几

老老恒言

读经典 学养生

LAO
LAO
HENG
YAN

卷三

几[1]，犹案[2]也、桌也，其式非一。书几乃陈书册、设笔砚，终日坐对之，长广任意。而适于用者，必具抽替[3]二三，以便杂置文房之物。抽替不可深，深不过二寸许，太深未免占下地位，坐必碍膝。或左右作抽替而空其坐处，则深浅俱可。

注

①几：小或矮的桌子。
②案：长形的桌子。
③抽替：即抽屉。

檀木瘿木[1]，作几极佳，但质坚不能收湿，梅雨时往往蒸若汗出，惟香楠无此弊。或[2]以漆微揩之，其弊仍不免矣。有黑漆退光[3]者，杜少陵诗所谓"拂拭乌皮几"是也，口鼻呼吸，几面即浮水气，着手有迹，粘纸污书，不堪[4]书几之用。

注

①瘿木：指楠树树根，可制器具。
②或：有的；有的人；有的事。
③退光：退光漆，一种生漆。初漆时光泽较暗，后逐渐发亮，故名。
④堪：可以；能够。

老老恒言

读经典 学养生

老老恒言

LAO
LAO
HENG
YAN

卷三

几上文具罗列，另以盘陈之，俗称多陈盘。或即于几边上作矮栏，勿雕饰，高不过寸，前与两旁，三面相同，其两旁栏少短，仅及几之半，则手无障碍。以此杂陈文具，得有遮拦，较胜于盘。大理石、肇庆石，坚洁光润，俱可作几面，暑月宜之。又有以洋玻璃作几面，檀木镶其边，锡作方池承其下，养金鱼及荇藻①于其中，静对可以忘暑。

①荇藻（xìng zǎo）：多年生草本植物，叶子略呈圆形，浮在水面，根生在水底，花黄色。

冬月以毡铺几，非必增暖，但使着手不冷，即觉和柔适意。苏子由诗："细毡净几读文史。"《汉旧仪志》①云："冬月加绨锦②于几，谓之绨几。"则铺毡便可谓之毡几。夏月铺以竹席，《书·顾命》③曰："敷重笋席④。"注："竹席也。"古设以坐，今铺于几，取其凉滑。缘以边，边下垂檐数寸，乃不移动，亦可为几饰。

①《汉旧仪志》：疑指东汉卫宏撰《汉旧仪》，又名《汉官旧仪》。该书原有注，即《汉仪注》。原为四卷，主要记述皇帝起居、官制、名号职掌、中官及太子制度、二十等爵等内容。今本《汉官旧仪》二卷，系残本。

②绨(tí)锦：光滑厚实有彩色花纹的丝织品。绨，
　　厚实平滑而有光泽的丝织物。
③《书·顾命》：《尚书》的《顾命》篇，记载周
　　成王临崩时嘱咐大臣召公、毕公眷顾嗣主的命令
　　与周康王即位的仪式等。
④敷：铺上。笋席：嫩竹编成的席子。

　　《记·玉藻》曰："君子居恒当户。"谓向明
而坐也。凡设书几，向南，偏着东壁为当。每有向
南之室，设书几向西者，取其作字手迎天光，此又
随乎人事之便。位置之宜，非必泥古。予旧有《自
题书室》诗："萝薜①缘墙松倚天，园居爱此最幽
偏。面西一几南窗下，三十年来坐榻穿。"忆予春
秋二十有八，始起居此室，自今计之，几五十年，
几榻未尝少更也。

注

①萝：指女萝，植物名，即松萝，多附生在松树上，
　　成丝状下垂。薜(bì)：指薜荔，植物名，又称
　　木莲。

　　几下脚踏矮凳，坐时必需。凳之制，大抵面作
方棂，仅供脚踏而已。当削而圆之，宽着其两头，
如辘轳可以转动。脚心为涌泉穴，俾①踏处时时转动，
心神为之流畅，名"滚脚凳"。或几足下，四周镶
作辘轳式，宽如几面，更觉踏处舒展。

老老恒言

读经典 学养生

LAO
LAO
HENG
YAN

卷三

注

①俾（bǐ）：使。

坐榻

有卧榻宽而长者，有坐榻仅可容身。服虔《通俗文》①曰："榻者，言其塌然近地也。"常坐必坐榻乃适。元微之诗："望山移坐榻。"轻则便于移也。因其后有靠，旁有倚，俗通称为椅子，亦曰环椅。椅面垫贵厚，冬月以小条褥作背靠，下连椅垫铺之，皮者尤妙。

注

①《通俗文》：我国第一部俗语辞书，记有当时大量的口语、俗语成分。在小学史与辞书史上具有重要地位，已亡佚。服虔，字子慎，初名重，后更名虔，东汉河南荥阳人，经学家。少有雅才，善论文，其经学尤为当世推重。

卧榻亦可坐，盘膝跏趺为宜。背无靠，置竖垫，灯草实之，则不下坠。旁无倚，置隐囊①左右各一，不殊椅之有靠有环也。隐囊似枕而高，俗曰靠枕。《颜氏家训》②曰："朝全盛时，贵游子弟③，坐棋子方褥④，凭班丝⑤隐囊。"环椅之上，有靠有倚，趺坐更适。但为地有限，不能容膝。另备小机⑥，与椅高低相等者，并于椅之前，上铺以褥，坐极宽平，

读经典 学养生

老老恒言

LAO
LAO
HENG
YAN

卷三

冬月最宜。偶欲正坐，去杌甚便。

注

①隐囊：供人倚凭的软囊。犹今之靠枕、靠褥之类。

②《颜氏家训》：南北朝时期北齐文学家颜之推撰。此书告诫子孙，阐述立身治家的方法，强调教育体系应以儒学为核心，注重对孩子的早期教育。

③贵游子弟：王公之子弟。贵游，指无官职的王公贵族，亦泛指显贵者。

④棋子方褥：指由棋格图案的罗绮制成的方形坐褥。

⑤班丝：指杂色丝的织成品。

⑥杌（wù）：小凳。

　　有名醉翁椅者，斜坦背后之靠而加枕，放直左右之环而增长。坐时伸足，分置左右，首卧枕，背着斜坦处，虽坐似眠。偶倦时，可以就此少息。有名飞来椅者，卧榻上背靠也。木为匡，穿以藤，无面无足，如镜架式。其端圆似枕，可枕首。后有横干架起，作高低数级，惟①意所便，似与竖垫相类，用各有宜。

注

①惟：思考；考虑。

　　安置坐榻，如不着墙壁，风从后来，即为贼风。制屏三扇，中高旁下，阔不过丈，围于榻后，名"山字屏"，放翁①诗"虚斋山字屏"是也。可书座右铭或格言粘于上。李氏《一家言》有暖椅式，脚下四围镶板，中置炉火。非不温暖，但老年肾水本亏，肾恶燥，何堪终日熏灼？北地苦寒，日坐暖炕，亦只宜于北地。又有凉杌式，杌下锡作方池，以冷水注之，尤属稚气。

注

①放翁：即陆游。

②肾水：中医学中肾主水，水液下行于肾，其浊液经肾的气化，由膀胱排出体外，浊中之清者，由肾保存于体内，故肾为体液平衡调节的重要脏器。中医所谓肾水是指所有的体内不容易流失的体液。

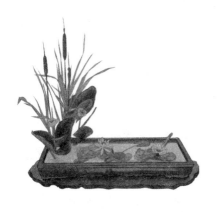

杖

老老恒言
读经典 学养生

LAO
LAO
HENG
YAN

卷三

杖曰扶老，既可步履借力，且使手足相顾，行不急躁。其长须高过于头一尺许，则出入门户，俾有窒碍，可以留心检点。虽似少便，《荀子》^①曰："便者，不便之便也。"古人制作，盖^②有深意在。《记·王制》^③曰："五十杖于家，六十杖于乡，七十杖于国，八十杖于朝。"礼所常用，用之可也，毋强作少壮，弃置弗问。

注

① 《荀子》：荀子（约前313～前238），名况，战国后期赵国人，时人尊称其为荀卿，汉时避汉宣帝刘询讳称为孙卿。《荀子》全书一共32篇，是他和弟子们整理或记录他人言行的文字。

② 盖：表示下面说的话带推测性，用在句首，相当于"推想""大概"。

③ 《记·王制》：即《礼记·王制》，是较早的对国家法律制度进行阐述的篇章之一。王制，就是古代天子、诸侯治理国家时所倚仗的法律法规和各种制度，涉及分封、职官、祭祀、刑罚、教育等多个方面。

杖用竹，取其轻而易举，故扶杖必曰"扶邛"，亦曰"扶筇"。按：邛竹^①，产蜀之邛州^②，根有三岐为异。又节高如鹤膝者，出蜀之叙州^③，为筇竹。竹类不一，质厚始坚，乃当于用。藤亦可为杖，产

老读经典
老恒学养生
言

LAO
LAO
HENG
YAN

卷三

两广者佳。有谓藤不及竹，其质较重；有谓竹亦不及藤，年久则脆而易折。物无全用，大抵如是。

①邛（qióng）竹：邛山所出之竹，中实而节高，可作手杖。

②邛州：在今四川成都西南。

③叙州：宋改戎州置叙州，治所在宜宾，即今四川宜宾翠屏区。

《周礼》[①]：伊耆氏掌王之齿杖[②]，谓赐老者杖也。《后汉书》[③]："民年七十授杖，其端以鸠鸟为饰。"鸠者，不噎之鸟也。欲老人饮食不噎，即祝哽祝噎[④]之意。尝[⑤]见旧铜鸠，朱翠斓斑，的[⑥]是汉时杖头物，盖古以铜为之。窃意琢以玉，雕以香[⑦]，俱可，非定用铜也。杖之下，须以铜镶，方耐用，短则镶令长二三寸亦可，下必微锐，着地不滑。

①《周礼》：亦称《周官》或《周官经》，儒家经典之一。搜集周王室官制和战国时代各国制度，添附儒家政治思想，增减排比而成的汇编。

②伊耆氏掌王之齿杖：《周礼·秋官·伊耆氏》："掌国之大祭祀，共其杖咸，军旅授有爵者杖，共王之齿杖。"伊耆氏，周代官名。齿杖，古代帝王授给老年人的手杖。

③《后汉书》：南朝宋范晔撰，是记载东汉光武帝

读经典 学养生

老老恒言

LAO
LAO
HENG
YAN

卷三

建武元年（25）至汉献帝建安二十五年（220）历史的纪传体史书，与《史记》《汉书》《三国志》并称为"前四史"。北宋时，有人把晋司马彪《续汉书》中的《志》三十卷与之合刊，成今天《后汉书》。

④祝哽祝噎：古代帝王敬老、养老的表示，请年老致仕者饮酒吃饭，设置专人祷祝他们不哽不噎。祝，祷祝。哽、噎，食物堵住食道。

⑤尝：曾；曾经。

⑥的（dí）：真实；确实。

⑦香：此指香木。

近时多用短杖，非杖也。其长与腰齐，上施横杆四、五寸，以便手执，名曰拐。取梅柘①条，老而坚致、天然有歧出可执者为佳。少壮俱携以游山及行远道，颇借其力。若老年或散步旷野，或闲立庭除②，偶一携之。然恒情喜便易而厌委曲③，往往用拐不用杖，制作之本意，恐渐就湮④也。

注

①柘（zhè）：落叶灌木或乔木，树皮有长刺，木材质坚而致密，是贵重的木料。

②除：台阶。

③恒情：人之常情。委曲：周折麻烦。

④湮：埋没。

杖头下可悬备用物，如阮修①以钱挂杖，所谓杖头钱是也。其式以铜圈钉于杖头下，相去约五六寸，物即缚于圈。有以小瓶插时花，为杖头瓶。《抱朴子》②曰：

"杖悬葫芦，可贮丹药。"又《五岳图》③："入山可辟魑魅④。"

①阮修（270～311）：字宣子，陈留尉氏人。好《易》《老》，善清言。性简任，不修人事，绝不喜见俗人。常步行，以百钱挂杖头，至酒店，便独自畅饮。
②《抱朴子》：抱朴子，道教典籍，作者为晋代的葛洪。抱朴是道教术语，源于《老子》的语句"见素抱朴，少私寡欲"。抱朴子内外篇共有8卷，内篇20篇论述神仙吐纳符箓勉治之术；外篇50篇论述时政得失，人事臧否，词旨辨博，饶有名理。
③《五岳图》：即《五岳真形图》，道教符箓，据称为太上道君所传，有免灾致福之效。今河南登封嵩山中岳庙内存有此图的碑刻。
④魑魅（xiāo mèi）：传说中山里的鬼怪。

杖有铭，所以寓劝戒之意，古人恒有之。予尝自铭其竹杖曰："左之左之，毋争先；行去自到兮，某水某山。"所谓"左之"者，扶杖当用左手，则右脚先向前，杖与左脚随其后，步履方为稳顺，扶拐亦然。予近得邛竹杖，截为拐，根有三歧，去其一，天然便于手执，恰当邛竹之用，或不与削圆方竹①同讥也。取《易·履卦》②九二之爻辞镌于上曰："履道坦坦，幽人贞吉③。"

①削圆方竹：谓将方形竹杖削成圆形竹杖。方形本
　自天然，削之则弄巧成拙。冯翊子《桂苑丛谈》
　记载：唐朝太尉朱崖两次出镇浙右。前任罢日，
　游甘露寺，因访别于老僧，并赠方竹杖作纪念。
　第二次出任时，又前往探望这位高僧，问起方竹杖，
　高僧说已经把它削圆并刷上漆珍藏起来了。朱崖
　叹息了整整一天，从此不再看重这位高僧。方竹，
　竹之一种。外形微方，质坚。我国华东和华南地
　区均有栽培，可供观赏，古人多用以制作手杖。

②《易·履卦》：《周易》，即《易经》，《三易》
　之一（另有观点：认为易经即三易，而非周易），
　是传统经典之一，相传系周文王姬昌所作，内容
　包括《经》和《传》两个部分。

③"履道坦坦"二句：深思明哲的人走在平坦的道
　路上，吉利。

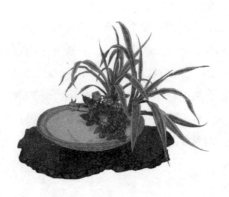

衣

衣服有定制。邵子曰："为今人，当服今时之衣。"惟长短宽窄，期于适体，不妨任意制之，其厚薄酌乎天时。绵与絮[1]所用各异，大抵初冬需薄绵，不如絮之薄而匀；严冬需厚絮，不如绵之厚而软。按《急就篇》[2]注曰："新者为绵，故者为絮。"今俗以茧丝为绵，木棉为絮。木棉，树也，出岭南，其絮名吉贝，江淮间皆草本，通谓之木棉者，以其为絮同耳。放翁诗："奇温吉贝裘。"东坡诗："江东贾客木棉裘。"盖不独皮衣为裘，絮衣亦可名裘也。

注

①绵：丝绵。蚕丝结成的片或团，供絮衣、被用。絮：棉花的纤维。

②《急就篇》：北齐颜之推作，为学童识字之书。今本34章，2144字，按姓名、衣服、饮食、器用等分类，成三言、四言、七言韵语。"急救"是很快可以学成的意思。

虞、夏、商、周，养老各异其衣，见诸《礼记》。要之，温暖适体则一也。如今制有口衣，出口外[1]服之，式同袍子，惟袖平少宽，前后不开胯，两旁约开五六寸，俗名之曰一箍圆[2]。老年御寒皮衣，此式最善。极寒时再办长套，表毛于外穿之。古人着裘，必以毛向外。裘之外加衣曰裼[3]。

老老恒言

读老经典学恒养生言

LAO
LAO
HENG
YAN

卷三

①口外：泛指长城以北地区。

②箍（gū）：紧紧套在东西外面的圆。

③裼（xī）：古代加在裘外面的无袖衣。

皮衣毛表于外，当风则毛先受之，寒气不透里也。如密室静坐，无取此，且多着徒增其重。另置大袄，衬入一箍圆内，其长略相等，绸①里细面，上半厚装绵，下半薄装絮，四边缝联，则暖气不散，温厚同于狐貉②，而轻软过之。晋谢万③曰"御寒无复胜绵"者，洵④非虚语，特非所论于当风耳。

①绸（chóu）：同"绸"。

②温厚：和暖。狐貉（hé）：指狐、貉的毛皮制成的皮衣。

③谢万（321～361）：字万石，东晋名臣谢安之弟。工言论，善属文。

④洵（xún）：确实。

方春天气和暖，穿夹袄如常式。若衬入袍子内，制半截者，前后两幅，斜裁而倒合之，下阔上狭以就腰，联其半边，系以带如裙，亦似古人下裳①之意。欲长欲短，可随系带之高下。有作半截夏衫，联上截以钮扣。又有以纱葛②作一箍圆。此皆应酬所需，不称老年之服。

88

老老恒言

读经典 学养生

LAO
LAO
HENG
YAN

卷三

①下裳：古人上衣下裳。下裳，即下身穿的裙子。
②葛：葛布；葛布做的夏衣。

　　隋制有名貉袖者，袖短身短，圉人①服之，盖即今之马褂，取马上便捷。家居之服，亦以便捷为宜。仿其裁制，胸前加短襟，袖少窄，长过肘三四寸，下边缝联，名曰紧身，随寒暖为加外之衣。夹与棉与皮必俱备，为常服之最适。

①圉（yǔ）人：《周礼》官名。掌管养马放牧等事。亦以之泛称养马的人。

　　式如被幅①，无两袖，而总折其上以为领，俗名一口总，亦曰罗汉衣。天寒气肃时，出户披之，可御风，静坐亦可披以御寒。《世说》："王恭披鹤氅行雪中。"今制盖本②此，故又名氅衣，办皮者为当。

①被（pī）幅：即披幅，披风。被，同"披"。
②本：依照；依据。

　　肺俞穴①在背。《内经》曰："肺朝百脉，输精于皮毛^②。"不可失寒暖之节。今俗有所谓背搭，护其背也，即古之半臂^③，为妇人服，江淮间谓之绰子，老年人可为乍寒乍暖之需。其式同而制小异，短及腰，前后俱整幅，以前整幅作襟，仍扣右肩下。衬襟须窄，仅使肋下可缀扣，则平匀不堆垛，乃适寒暖之宜。

注

①肺俞（shù）：亦作"肺腧"。人体经穴名。俞，通"腧"。《医宗金鉴·刺灸心法要诀·膀胱经分寸歌》注："从风门行三椎下，去脊中各二寸，又以手搭背，左取右，右取左，当中指末是穴之处，正坐取之，肺俞穴也。"
②肺朝百脉，输精于皮毛：百脉会合于肺，肺输送精气到皮肤毛发。
③半臂：短袖或无袖上衣。

领衣^①同半臂，所以缀领，布为之，则涩而不滑，领无上耸之嫌。钮扣仍在前两肋下，前后幅不用缉合^②，以带一头缝着后幅，一头缀钮，即扣合前幅，左右同，外加衣。欲脱时，但解扣，即可自衣内取出。

注

①领衣：清代礼服无衣领，另于袍上加以硬领，连接于硬领之下的前后两长片，叫作领衣，俗称"牛舌头"。
②缉：缝衣边。此指缝合。

夏虽极热时，必着葛布^①短半臂，以护其胸背。

古有两当衫，谓当胸当背，亦此意。须多备数件，有汗即更。晚间亦可着以就寝，习惯不因增此遂热。冬夜入寝，勿脱小袄，恐易着冷。装绵薄则反侧为便，式如紧身，袖小加长而已。《左传》"衷其衵服，以戏于朝[2]。"注曰："衵音日，近身衣。"《说文》[3]曰："日日所常服也。"即小袄之类。

①葛布：可做夏装的用葛草纤维织成的布，俗称"夏布"，质地细薄。

②"衷其衵（rì）服"二句：见《左传·宣公九年》。陈灵公与孔宁、仪行父同时和夏姬有私情，三人都贴身穿着夏姬的内衣在朝廷上嬉闹戏谑。衷，贴身穿着。衵，贴身的内衣。

③《说文》：即《说文解字》。作者是东汉的经学家、文字学家许慎。本书是我国第一部按部首编排的字典，收小篆9353个，系统阐述了"六书"理论，并讲解了这些汉字的构造和本义。

衬衣亦曰汗衫，单衣也。制同小袄，着体服之。衫以频浣取洁，必用杵捣。《升庵外集》[1]云："直春[2]曰捣。"今易作卧杵捣之，取其便也。既捣微浆[3]，候半干叠作小方，布裹其外，复用杵捣，使浆性和柔，则着体软滑。有生姜取汗浣衫者，疗风湿寒嗽诸疾。

①《升庵外集》：明杨慎撰。乃焦竑搜集杨氏著

老老恒言

读经典 学养生

LAO
LAO
HENG
YAN

卷三

作，并加以校对订正编辑而成，共一百卷。杨慎（1488～1559），字用修，号升庵，祖籍江西庐陵。明代学者，博洽为一时之冠。

②舂（chōng）：捣。

③浆：用粉浆或米汤浸纱、布、衣服，使干后变硬变挺。

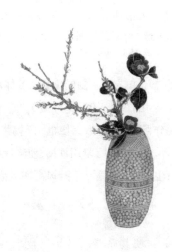

帽

  《通典》①曰：“上古衣毛冒皮。”则帽名之始也。阳气至头而极，宁少冷，毋过热。狐貂以制帽，寒甚方宜。若冬月常戴，恐遏抑阳气，未免眩晕为患。入春为阳气宣达之时，尤不可以皮帽暖之。《内经》谓：“春夏养阳。”过暖则遏抑太甚，如遏抑而致汗，又嫌发泄矣，皆非养阳之道。帽顶红纬，时制也，少为宜，多则嫌重。帽带或可省，老年惟取简便而已。

①《通典》：唐杜佑撰，是我国历史上第一部体例完备的政书，记述唐天宝以前历代经济、政治、礼法、兵刑等典章制度及地志、民族等。

  脑后为风门穴①，脊梁第三节为肺俞穴，易于受风。办风兜如毡雨帽以遮护之。不必定用毡制，夹层绅制亦可。缀以带二，缚于颔下。或小钮作扣，并得密遮两耳。家常出入，微觉有风，即携以随身，兜于帽外。瞿佑《诗话》②云：“元废宋故宫为寺，西僧皆戴红兜。”盖亦用以障风者。

①风门穴：人体经穴名。一名热府，在脊柱第二椎下，两旁去脊各一寸五分。主治伤风、头痛、项强、胸背痛等。

读经典 学养生 老老恒言

老老恒言

LAO
LAO
HENG
YAN

卷三

②瞿佑《诗话》：即《归田诗话》。瞿佑，字宗吉，
　号存斋，元末明初文学家。

　　《周礼·天官·掌皮》："共毳毛①为毡。"
《唐书·黠戛斯传》②："诸下皆帽白毡。"《辽史》③：
"臣僚戴毡冠。"今山左④张秋镇所出毡帽，羊毛为之，
即本于古。有质甚软者，乍戴亦似与首相习，初寒
最宜，渐寒镶以皮边，极寒添以皮里，各制而酌用之。
御冬之帽，殆⑤无过此。

注

①毳（cuì）毛：鸟兽所生细密之毛。
②《唐书·黠戛斯传》：即《新唐书·黠戛斯传》，
　记载唐代西北黠戛斯民族状况。黠戛斯，即今柯
　尔克孜族。
③《辽史》：为元朝脱脱等人所撰的纪传体史书，
　记载上自辽太祖耶律阿保机，下至辽天祚帝耶律
　延禧的辽代历史（907～1125），兼及耶律大石
　所建立之西辽历史。中国历代官修正史"二十四史"
　之一。
④山左：山东的旧称。山，指太行山。
⑤殆：大概；恐怕。

　　幅巾①能障风，亦能御寒。裁制之式，上圆称首，
前齐眉贴额，额左右有带，系于脑后，其长覆及其
肩背。巾上更戴皮帽亦可。又有截幅巾之半，缀于
帽边下，似较简便。唐舆服制②有所谓帷帽③，此仿

佛似之。《后汉书》④云："时人以幅巾为雅，用全幅皂而向后，不更着冠，但幅巾束首而已。"按：全幅不裁制，今俗妇人用之，古以为雅，今异宜也。

①幅巾：古代男子以全幅细绢裹头的头巾。
②舆服制：贵族各阶层按等级使用车上的旗帜和穿戴服饰的制度。
③帷帽：亦作"帷冒"，周围垂网的帽子，唐时妇女通用，至宋代，男子远行亦用之。
④《后汉书》：是一部记载东汉历史的纪传体史书，由南朝刘宋时的范晔（398～445）所著，与《史记》《汉书》《三国志》合称"前四史"。书中记载了从王莽起至汉献帝 183 年的历史。

乍凉时需夹层小帽，亦必有边者。边须软，令随手可折，则或高或下，方能称意。又有无边小帽，按：《蜀志》①："王衍②晚年，俗竞③为小帽，仅覆其顶，俯首即坠，谓之危脑帽，衍以为不祥，禁之。"今小帽无边者，盖亦类是。

①《蜀志》：当指《华阳国志·蜀志》。《华阳国志》，晋常璩撰，记录了从远古到东晋永和三年的巴蜀史事，记录了这些地方的出产和历史人物。
②王衍（256～311）：字夷甫，晋琅邪临沂人，曾任尚书令等要职，官至太尉，但专好玄言，喜谈老庄，崇尚浮华放诞，为当时名士之首。

③竞：竞相；争相；争着。

　　梁有空顶帽，隋有半头帻①。今儿童帽箍，大抵似之。虚其顶以达阳气，式最善。每见老年，仿其式以作睡帽，窃意春秋时家常戴之，美观不足，适意有余。

注

①帻（zé）：古代的头巾。

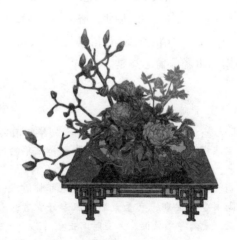

带

带之设，所以约束其服，有宽有狭，饰以金银犀①玉，不一其制，老年但取服不散漫而已。用径寸大圈，玉与铜俱可，以皂色绅半幅，一头缝住圈上，围于腰；一头穿入圈内，宽紧任意勒之，即将带头压定腰旁，既无结束之劳，又得解脱之便。

①犀：犀角

有用钩子联络者，不劳结束，似亦甚便，《吴书》所谓钩络带类是；但腰间宽紧，惟意所适，有时而异。钩子虽可作宽紧两三层，终难恰当，未为适意之用。古人轻裘缓带，缓者宽也。若紧紧束缚，未免腰间拘板。少壮整饬仪容①，必紧束垂绅②，方为合度。老年家居，宜缓其带，则营卫③流行，胸膈兼能舒畅。《南华经》④曰："忘腰带之适也。"又放翁诗云："宽腰午饷余。"

①饬（chì）：整治，整顿。今有双音词"整饬"。
②垂绅：大带下垂。
③营卫：中医学名词。营指由饮食中吸收的营养物质，有生化血液、营养周身的作用。卫，指人体抗御病邪侵入的功能。

④《南华经》：即《庄子》，亦称《南华经》，道
　家经典之一，为庄周及其后学的著作集。庄子，
　战国思想家、哲学家。

　　或制腰束以代带，广约四五寸，作夹层者二，
缉①其下缝，开其上口，并可代囊。围于服外，密缀
钮扣，以约束之。《记·玉藻》曰："大夫大带四寸。"注：
"谓广之度也。"然则古有带广四寸者。腰束如之，
似亦可称大带。

①缉（qī）：横缝衣服下面的边。

　　带可结佩。古人佩觿佩砺①，咸②资于用。老年
无须此，可佩小囊，或要事善忘，书而纳于中，以
备省览；再则剔齿签与取耳具，一时欲用，等于急需，
亦必囊贮；更擦手有巾，用绤③及用绌用皮，随时异
宜，俱佩于带。老年一物不周，遂觉不适，故小节
亦必加详。

①觿（xī）：古代一种解结的锥子，用骨、玉等制成。
　砺：磨刀石。
②咸：全；都。
③绤（chī）：细葛布。

袜

袜以细针密行，则絮坚实，虽平匀观美，适足未也。须绌里布面，夹层制就，翻入或绵或絮，方为和软适足。又乐天诗云："老遣宽裁袜。"盖不特脱着取便，宽则倍加温暖耳。其长宜过膝寸许，使膝有盖护，可不另办护膝。护膝亦曰蔽膝。《内经》曰："膝者筋之府^①。"不可着冷，以致筋挛筋转之患。

绒袜颇暖，出陕西者佳。择其质极软滑者，但大小未必恰当，岂能与足帖^①然？且上口薄，不足护其膝，初冬可着。或购宽大者，缉以皮里，则能增其暖，膝亦可护。有连裤袜，于裤脚下照袜式裁制，絮薄装之，既着外仍加袜，不特暖胜于常，袜以内亦无裤脚堆折之弊。

老老恒言
读经典 学养生

LAO
LAO
HENG
YAN

《内经》曰："阴脉集于足下，而聚于足心。"谓经脉之行，三阴①皆起于足。所以盛夏即穿厚袜，亦非热不可耐，此其验也。故两足四时宜暖。《云笈七签》②有"秋宜冻足"之说，不解何义。至夏穿絮袜，自必作热，用麻片搥③熟，实④之即妥，不必他求也。或天气烦热，单与夹袜，俱可暂穿。按：袜制见商代，曰角袜，两幅相承，中心系带。今穿单夹袜亦需带系乃不下坠。老年只于袜口后，缀一小钮以扣之，可免束缚之痕。

①三阴：中医学术语，指六经中的太阴、少阴、厥阴。可分为三对六脉：手太阴肺经，足太阴脾经，手少阴心经，足少阴肾经，手厥阴心包经，足厥阴肝经。此指足太阴脾经，足少阴肾经，足厥阴肝经。
②《云笈七签》：《云笈七签》是择要辑录《大宋天宫宝藏》内容的一部大型道教类书。
③搥（chuí）：通"捶"，敲打。
④实：放进；装满。

袜内将木瓜曝研①，和絮装入，治腿转筋。再则袜底先铺薄絮，以花椒、肉桂研末渗入，然后缉就，乍寒时即穿之，可预杜②冻疮作患。或用樟脑，可治脚气。陶弘景③曰："腿患转筋时，但呼木瓜名，及书土作'木瓜'字皆验。"此类乎祝由④，存其说可耳。

注

① 木瓜，此指皱皮木瓜，又名贴梗海棠、贴梗木瓜、川木瓜等。归肝、脾经，平肝舒筋，和胃化湿。用于湿痹拘挛，腰膝关节酸重疼痛，吐泻转筋，脚气水肿。曝：晒干。研：研末。

② 杜：堵塞；阻塞。

③ 陶弘景（456～536）：字通明，南朝梁时丹阳秣陵人。晚号华阳隐居，卒谥贞白先生。齐、梁时期的道教茅山派代表人物之一。曾整理古代的《神农本草经》，并增收魏晋间名医所用新药，成《本草经集注》七卷。

④ 祝由：古代以祝祷符咒治病的方术。

　　袜外加套，上及于股，所谓套裤。本属马上所用，取其下体紧密。家居办此，亦颇适于体。可单可夹，可绵可皮，随天时之寒暖，作套外之加减。袜以内更衬单袜，其长必与加外袜等，半截者不堪用。冬月有以羊毛捻线编就，铺中现成售者，亦颇称足，而暖如穿皮。里袜则无藉②此。

注

① 股：大腿。

② 藉：凭借；依靠。

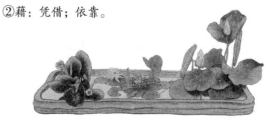

鞋

鞋即履也，舄①也。《古今注》②曰："以木置履底，干腊不畏泥湿。"《辍耕录》③曰："舄本鹊字，舄象取诸鹊，欲人行步知方④也，今通谓之鞋。"鞋之适足，全系乎底，底必平坦，少弯即碍趾。鞋面则任意为之。乐天尝作飞云履，黑绫为质，素纱作云朵，亦创制也。

注

①舄（xì）：指鞋。

②《古今注》：共三卷，晋崔豹撰。崔豹，字正熊，一作正能，惠帝时官至太傅。此书是一部对古代和当时各类事物进行解说诠释的著作。干腊：不燥不湿。

③《辍耕录》：是有关元朝史事的札记。一名《南村辍耕录》，共三十卷。元末明初人陶宗仪著。陶宗仪，字九成，号南村，浙江黄岩人。

④知方：知道礼法。

用毡制底最佳，暑月仍可着，热不到脚底也。铺中所售布底及纸底，俱嫌坚实。家制布底亦佳。制法：底之向外一层，薄铺絮，再加布包，然后针缉①，则着地和软，且步不作声，极为称足。

注

①缉（qī）：指一种针脚细密相连的缝纫法。

底太薄，易透湿气，然薄犹可取。晴燥时穿之，颇轻软。若太厚，则坚重不堪穿。唐释清珙诗所谓"老年脚力不胜鞋"也[1]。底之下，有用皮托者，皮质滑，以大枣肉擦之，即涩滞，总不若不用尤妥。

[1] 唐释清珙（gǒng）诗所谓"老年脚力不胜鞋"：引自宋元之际诗僧释清珙《山居》中的诗句，原句为"老来脚力不胜鞋"。释清珙（1272～1352），字石屋，常熟人，俗姓温，元顺帝元统时住嘉兴当湖的福源寺，后退居湖州霞雾山的天湖。有《石屋山居诗》一卷。本文作者认为释清珙为唐人，误。

《事物纪原》[1]曰："草谓之屦，皮谓之履。"今外洋哈剌八，有底面纯以皮制，内地亦多售者，式颇雅，黄梅时潮湿，即居常可穿，非雨具也。然质性坚重，老年非宜。鞋取宽紧恰当。惟行远道，紧则便而捷。老年家居宜宽，使足与鞋相忘，方能稳适。《南华经》所谓"忘足，履之适"也。古有履用带者，宽则不妨带系之。按：元《舆服制》："履有二带。"带即所以绾[2]履者。

[1]《事物纪原》：宋代高承编撰，记录事物原始之属，共十卷。

103

②绾（wǎn）：系（jì）。

冬月足冷，勿火烘，脱鞋趺坐，为暖足第一法。绵鞋亦当办，其式：鞋口上添两耳，可盖足面。又式：如半截靴，皮为里，愈宽大愈暖，鞋面以上不缝联，小钮作扣，则脱着便。陈桥①草编凉鞋，质甚轻，但底薄而松，湿气易透，暑天可暂着。有棕结者，棕性不受湿，梅雨天最宜。黄山谷②诗云："桐帽③棕鞋称老夫。"又张安国诗云："编棕织蒲绳作底，轻凉坚密稳称趾。"俱实录也。

①陈桥：在今苏州松江一带。
②黄山谷：即黄庭坚，字鲁直，号山古道人、涪翁，分宁人。北宋书法家、文学家。著有《山谷集》。
③桐帽：以桐木为骨子做成的幞头。幞头，相传始于北周，用软帛垂脚，至隋始以桐木为骨子，使顶高起成形，唐以后沿用之。

制鞋有纯用绵者，绵捻为条，染以色，面底俱以绵编，式似粗俗，然和软而暖，胜于他制，卧室中穿之最宜，趺坐亦稳帖，东坡诗所谓"便于盘坐作跏趺"也。又《本草》曰："以糯稻杆藉靴鞋①，暖足，去寒湿气。"暑天方出浴，两足尚余湿气，或办拖鞋，其式有两旁无后跟，鞋尖亦留空隙以通气。着少顷②，即宜单袜裹足，毋令太凉。

①糯稻：米粒富于黏性的稻。藉：垫。
②少顷：少时；片刻。

杂器

眼镜为老年必需。《蔗庵漫录》曰：其制前明中叶传自西洋，名瑷靆①。中微凸，为老花镜。玻璃损目，须用晶者。光分远近，看书作字，各有其宜，以凸之高下别之。晶亦不一，晴明时取茶晶、墨晶，阴雨及灯下，取水晶、银晶。若壮年即用以养目，目光至老不减。中凹者为近视镜。

①瑷靆（ài dài）：眼镜。

骨节作酸，有按摩之具曰太平车。或玉石，或檀木，琢为珠，大径寸而匾①如算盘珠式；可五可六，钻小孔贯以铁条，折条两头合之，连以短柄，使手可执。酸痛处，令人执柄挼捺②，珠动如车轮，故曰太平车。闻喇嘛治病，有推拿法，此亦其具也。

①匾：同"扁"，谓物体平而薄。
②挼捺（rúo nà）：按揉。

搔背以手，轻重不能调，制小囊，絮实之，如莲房，凡二，缀以柄，微弯，似莲房带柄者，令人执而搔之，轻软称意，名美人拳。或自己手执，反肘可搔，亦便。隐背，俗名搔背爬，唐李泌[1]取松樛枝作隐背是也。制以象牙或犀角，雕作小兜扇式，边薄如爪，柄长尺余。凡手不能到，持此搔之，最为快意。有以穿山甲制者，可搔癣疥，能解毒。

①李泌（722～789）：字长源，京兆人，中唐明相。为权贵所嫉，常以智免。樛（jiū）枝：向下弯曲的树枝。

《西京杂记》[1]："广川王发魏襄王冢，得玉唾壶。"此唾壶之始也。今家常或瓷或锡，可以多备，随处陈设。至寝时，枕旁尤要。偶尔欲唾，非此不可。有谓远唾不如近唾，近唾不如不唾，此养生家之说。《黄氏日抄》[2]曰："鬼畏唾。"愚谓唾非可畏，盖人之阳气，唾必着力发泄之，阳气所薄，故畏耳。或有此理。养生贵乎不唾，正恐发泄阳气也。

①《西京杂记》：古代笔记小说集，杂记西汉史事，作者不详。《隋书·经籍志》著录为2卷，未著撰者。《旧唐书·经籍志》题葛洪撰，《四库全书总目》始列入小说家杂事之属，兼题刘歆、葛洪姓名。近世考证者多认为是葛洪依托之作。葛

洪（284～364），字稚川，号抱朴子，东晋丹阳句容人，道教理论家，其著作还有《抱朴子》《神仙传》等。

② 《黄氏日抄》：南宋黄震撰，共九十七卷。前六十八卷皆论古人，后二十九卷著录奏扎、策问、书记、序、跋、祝文、祭文、行状、墓志等内容。是一部满含睿语哲理的读书笔记，对古书辨伪功力至深。

冬寒频以炉火烘手，必致十指燥裂。须银制暖手，大如鹅卵，质极薄，开小孔，注水令满，螺旋式为盖，使不渗漏。投滚水内，有顷取出暖手，不离袖则暖可永日。又有玉琢如卵，手握得暖气，即温和不断。暑天室有热气，非风不驱。办风轮如纺车式，高倍之，中有转轴，四面插木板扇五六片，令人举柄摇动，满室风生，顿除热气，特不可以身当之耳。《三才图会》①谓军器中有用此置地窖内扇扬石灰者。

注

① 《三才图会》：由明朝人王圻及其儿子王思义撰写的百科式图录类书。书成于明万历年间，共一百零八卷。王圻（1530～1615），明代文献学家、藏书家，字元翰，号洪洲。王思义，王圻之子，字允明，明代江苏华亭县人。

冬用暖锅，杂置食物为最便，世俗恒有之。但中间必分四五格，使诸物各得其味。或锡制碗，以铜架架起，下设小碟，盛烧酒燃火暖之。深夜偶索

读经典学养生
老老恒言

LAO
LAO
HENG
YAN

卷三

汤饮，猝不能办，预备暖壶，制以锡，外作布囊，厚装絮以囊之，纳诸木桶中，暖可竟^①夜。《博古图》^②有温酥壶，如胆瓶^③式，入滚水内化酥者。古用铜，今或用锡。借为暖汤之备，亦顷刻可俟。按：《颐生录》^④曰："凡器铜作盖者，气蒸为滴，食之发疮。"则用铜不如用锡，用锡更不如用瓷。

①竟：终；整；全。
②《博古图》：宋黄长睿撰。全称《宣和博古图》，金石学著作。著录当时皇室收藏自商至唐的铜器839件，集中了宋代所藏青铜器的精华。
③胆瓶：颈长腹大，形如悬胆的花瓶。
④《颐生录》：宋刘词撰。全称《混俗颐生录》，养生专著。全书分述了饮食、饮酒、患劳、患风、户内、禁忌等方面的养生原则与方法。

　　棕拂子^①。以棕榈树叶擘^②作细丝，下连叶柄，即可手执。夏月把玩，以逐蚊蚋^③，兼有清香，转觉雅于麈尾^④。少陵有诗云："不堪代白羽，有足驱苍蝇。"山野销夏之具，亦不可少此。

①拂子：古代用以掸拭尘埃和驱赶蚊蝇的器具。
②擘（bò）：分开；分裂。
③蚊蚋（wén ruì）：蚊子。
④麈（zhǔ）尾：即拂尘。古人闲谈时手执的一种器具。麈，指鹿一类的动物，其尾可做拂尘。

卷四

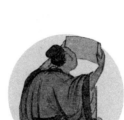

卧房

　　室在旁曰房。《相宅经》[1]曰："室中央为《洛书》[2]五黄,乃九宫[3]尊位,不敢当尊,故卧须旁室。"老年宜于东偏生气之方,独房独卧,静则神安也。沈佺期[4]诗云:"了然究诸品,弥觉静者安。"房以内,除设床之所,能容一几一榻足矣。房以外,令人伺候,亦择老年者,不耽酣睡,闻呼即应乃妥。

①《相宅经》:风水著作,作者不详。

②《洛书》:传说大禹治水时在洛水神龟背上所得之图,其图为黑白点构成,即戴九履一,左三右七,

二四为肩，六八为足，以五居中，五方白圈皆阳数，四隅黑点皆阴数。五黄：河图数中，五居中宫，其性属土，土色黄，故以五黄称之。

③九宫：九宫是将天宫以井字划分乾宫、坎宫、艮宫、震宫、中宫、巽宫、离宫、坤宫、兑宫九个等份，在晚间从地上观天的七曜与星宿移动，可知方向及季节等资讯。

④沈佺期（约656～714）：唐代诗人，字云卿，相州内黄人。明人辑有《沈佺期集》。

《易》言："君子洗心，以退藏于密①。"卧房为退藏之地，不可不密，冬月尤当加意。若窗若门，务使勿通风隙，窗阖处必有缝，纸密糊之。《青田秘记》②曰："卧房窗取偶，门取奇，合阴阳也。"故房门宜单扇，极窄，仅容一身出入，更悬毡幕，以隔内外。按《造门经》："门之高低阔狭，随房大小方向，另制尺量之。"妄断祸福，此假③阴阳而神其说，可勿泥。

注

① "君子洗心"二句：语本《周易·系词》："圣人以此洗心，退藏于密。"洗心，洗涤心胸。比喻除去恶念或杂念。

② 《青田秘记》：作者刘基（1311～1375）。字伯温，谥曰文成，浙江青田人，故时人称他为刘青田。辅佐朱元璋完成帝业、开创明朝并维护国家的安定。

③ 假：凭借；借助。

老老恒言

读经典　学养生

LAO
LAO
HENG
YAN

卷四

　　卧房暗则能敛神聚气，此亦阴阳家之说。《易·随卦》之《象》辞曰："君子以向晦[1]入宴息。"卧房必向晦而后入，本无取乎垲爽[2]。但老年人有时起居卧房，暗则又非白昼所宜，但勿宽大，宁取垲爽者？或窗外加帘，酌明暗而上下之也可。

①向晦：傍晚。宴息：安息。
②垲（kǎi）爽：垲，地势高而干燥。爽，明亮。

　　房开北牖，疏棂作窗，夏为宜，冬则否，窗内须另制推板[1]一层以塞之。《诗·豳风》云："塞向墐户[2]。"注曰："向，北出牖也。"北为阴，阴为寒所从生，故塞以御之也。冬以板铺地平，诚善。入夏又嫌隔住地气，未免作热。置矮脚凳数张，凳面大三四尺，量房宽窄，铺满于中，即同地平板。夏月去凳，亦属两便。卧户与书室并宜之。

①推板：可以移动的隔板。
②塞向墐（jìn）户：出自《诗经·豳风·七月》。墐，用泥涂塞。户，单扇的门。

　　《蠡海集》曰："春之气自下而升，故春色先于旷野；秋之气自上而降，故秋色先于高林。"寒气亦自上而降，故子后霜落时，寒必甚，气随霜下也。

读经典 学养生

老老恒言

LAO
LAO
HENG
YAN

卷四

椽①瓦疏漏，必厚作顶板以御之。即长夏日色上逼，亦可隔绝热气。如板薄，仅足承尘而已，徒添鼠窟，以扰夜眠。

注

①椽（chuán）：檩上架瓦的木条。

窗户虽极紧密，难免针隙之漏，微风遂得潜入。北地御寒，纸糊遍室，则风始断绝，兼得尘飞不到，洁净爽目。老年卧房，可仿而为之，每岁初冬，必重糊一度。长夏日晒酷烈，及①晚尚留热气，风即挟热而来，故卧房只宜清晨洞启窗户，以散竟夜之郁闷。日出后俱必密闭，窗外更下重帏遮隔，不透微光，并终日毋令人入，人气即致热也。盖热皆从外至，非内生耳。入寝时，但卷帏，亦勿开窗，枕簟②胥含秋意。

注

①及：等到；到了。
②簟（diàn）：竹席。胥：都；全。

楼作卧房，能杜湿气。或谓梯级不便老年，华陀《导引论》①曰："老年筋缩足疲，缓步阶级，以展舒之。"则登楼正可借以展舒。谚又有"寒暑不登楼"之说，天寒所畏者风耳，如风无漏隙，何不宜之有？

注

①《导引论》：假托华佗撰。

即盛夏但令窗外遮蔽深密，便无热气内侵，惟三面板隔者，木能生火也。按：《吴兴掌故》①有销暑楼，颜真卿②题额，则楼亦可销暑也。又韩偓③诗云："寝楼西畔坐书堂。"则楼宜寝，并可称寝楼。然少觉不适，暂迁楼下，讵曰非宜④？

注

①《吴兴掌故》：即《吴兴掌故集》，明徐献忠（1469～1545）撰。分为十三类：宦业、乡贤、游寓、著述、金石刻、艺文、名园、古迹、山墟、水利、风土、物产、杂考。
②颜真卿（709～784）：字清臣，小名美门子，别号应方，京兆万年（今陕西西安）人，祖籍琅玡临沂（今山东临沂）。唐代名臣，杰出的书法家。
③韩偓（842～923）：晚唐五代诗人，字致光，号致尧，晚年又号玉山樵人。陕西万年县（今樊川）人。
④讵（jù）：表示反问，难道，哪里。

卧所一斗室①足矣。如地平铺板，不嫌高过于常，须去地二尺许，令板下前后气通。入冬仍以板塞，南向微开小隙而已。纵不及楼居，亦足以远湿气。北方作地炕②，铺用大方砖，垫起四角，以通火气。

室之北壁，外开火门，熏令少热，其暖已彻昼夜。设床作卧所，冬寒亦似春温，火气甚微，无伤于热。南方似亦可效。

注

① 斗室：狭小的房间。

② 地炕：又称火炕。北方人用土坯或砖头砌成的床。

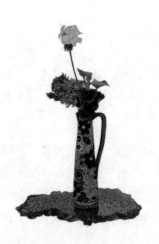

床

　　《记·内则》[1]云："安其寝处。"安之法，床为要。服虔《通俗文》曰："八尺曰床。"故床必宽大，则盛夏热气不逼。上盖顶板，以隔尘灰。后与两旁勿作虚栏，镶板高尺许，可遮护汗体。四脚下周围，板密镶之，旁开小门，隆冬置炉于中，令有微暖，或以物填塞，即冷气勿透。板须可装可卸，夏则卸去。床边上作抽屉一二，便于置物备用。

读经典学养生

老老恒言

LAO
LAO
HENG
YAN

卷四

注

①《记·内则》：即《礼记·内则》，《礼记》又名《小戴礼记》《小戴记》，据传为西汉礼学家戴圣所编，是中国古代一部重要的典章制度选集，共二十卷四十九篇，主要记载了先秦的礼制，体现了先秦儒家的哲学思想、教育思想、政治思想、美学思想，是研究先秦社会的重要资料。

　　安床着壁，须杉木板隔之。杉质松，能敛湿气，若加油漆，湿气反凝于外。头卧处近壁，亦须板隔，否则壁土湿蒸，验之帐有霉气，人必受于不觉。《竹窗琐语》曰："黄梅时，以干枥[1]炭置床下，堪收湿，晴燥即撤去，卧久令人病痹[2]。"

注

①枥（lì）：亦称"麻枥""橡"，通称"柞树"。

115

②瘖（yīn）：同"喑"，哑，不能说话。

床低则卧起俱便，陆放翁诗所谓"绿藤水纹穿矮床"也。如砖地安床，恐有地风暗吹，及湿气上透，须办床垫，称床大小，高五六寸。其前宽二尺许，以为①就寝仁足之所。今俗有所谓踏床者，床前另置矮凳，既有床垫，踏床可省。

①以为：作为，用作。

暖床之制，上有顶，下有垫，后及两旁俱实板作门，三面镶密，纸糊其缝，设帐于内，更置幔①遮于帐前，可谓深暖至矣。入夏则门亦可卸，不碍其为凉爽也。今俗所谓暖床，但作虚栏绕之，于暖之义奚②取？

①幔：帐幕。
②奚：怎么；为什么。

《说文》曰："簟，竹席也。"昌黎诗云"卷送八尺含风漪①"是也。今以木镶方匡，或棕穿，或藤穿，通谓之簟。窃意温凉异候，床不得屡易，簟则不妨更换。夏宜棕穿者，取其疏；冬宜藤穿者，

取其密。陕西有以牛皮绷若鼓，作冬月卧簟，尤能
隔绝冷气。

①风漪：本指微风吹拂水面形成的波纹。后借此指
　代竹席。

　　盛夏暂移床于室中央，四面空虚，即散烦热。
楼作卧室者更妥。窗牖不可少开，便微风得入卧所。
凡室有里外间者，则开户以通烦闷之气，户之外，
又不嫌窗牖洞①达矣。

注

①洞：穿通；贯穿。

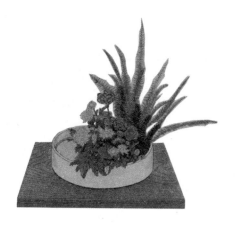

帐

帐必与床称。夏月轻纱制之，《齐东野语》[1]云"纱之至轻者曰轻容"，王建[2]《宫词》云"嫌[3]罗不着爱轻容"是也。又须量床面广狭作帐底如帐顶，布为之，帐下三面缝连，不但可以御蚊，凡诸虫蚤之类，亦无间得入。

注

①《齐东野语》：共二十卷，周密（1232～1298）撰。书中所记，包括宋元之交的朝廷大事，以及文人逸事、辞章考订、诗词杂括、文物鉴赏、志怪传奇、科学小品等，内容十分丰富。

②王建（757～831）：字仲初，唐许州颍川（今河南许昌）人，唐朝诗人，工乐府诗。有宫词百首，是研究唐代宫廷生活的重要材料。

③嫌：当作"缣（jiān）"，双丝织成的细绢。

夏帐专在御蚊，其前两幅[1]阖处，正蚊潜入之径也。须以一幅作夹层五六寸，以一幅单层纳入，再加小纽二三，扣于帐外，则蚊不能曲折以入。《东方朔别传》[2]曰："蚊喜肉而恶烟。"禁其来，不若驱其去，捞水面浮萍曝干，加雄黄少许，烧烟熏室，可并帐外驱之。刘著[3]诗云"雷声吼夜蚊"亦得免矣。

①幅：指做帐的布帛。

②《东方朔别传》：西汉武帝后期至元帝、成帝之
　际的人根据东方朔本人或他人以东方朔为主创作
　的滑稽诙谐的"韵诵体"改编而成。《太平御览》
　多征引。

③刘著：字鹏南，舒州皖城（今安徽潜山）人。
　北宋宣、政年间（1111～1125）登进士第。入金
　任居州县甚久。年六十余，始入翰林，充修撰。
　后出守武遂，终于忻州刺史。

　　纱帐须高广，范蔚宗①诗所谓"修帐含秋阴"也。
有以细竹短竿，横挂帐中，安置衣帕②为便，冬月
颇宜，夏则多一物，则增一物之热。至脚后可设小
几，陈茗碗、瓶花、佛手柑等类③。有枕旁置末丽、
夜来香者，香浓透脑，且易引虫蚁，须用小棕篮置
之，悬于帐顶下。二花香有余，色不足，惟供晚赏。
凡物丰此即啬④彼，亦造物自然之理。

①范蔚宗：范晔（398～445），字蔚宗。南宋顺阳（今
　河南南阳淅川）人，史学家、文学家。著有《后汉书》。

②帕：束发的头巾。

③茗碗：茶碗。佛手柑：佛手的果实。色泽金黄，
　香气浓郁，形状奇特似手。

④啬：节省；节俭。在此指欠缺，不足。

　　予曾以荷花折置帐中，夜半后，瓣放香吐，辛

烈之气，睡梦中触鼻惊醒，其透脑为患可知。因忆茂叔[1]"香远益清"之说，真善于体物也。若移置帐外，能使隔帐香来，斯[2]尤独绝，香浓故耳。

注

①茂叔：即周敦颐（1017～1073），字茂叔，谥号元公，北宋道州营道楼田堡（今湖南省道县）人。因终生未离开庐山濂溪，所以号濂溪先生。文学家、哲学家，是宋朝儒家理学思想的开山鼻祖，著有《周元公集》《爱莲说》等。

②斯：此；这。

另有小帐之制，竹为骨，四方同于床，或弯环如弓样，或上方而窄、下方而宽，如覆斗样，《释名》[1]所谓"斗帐"是也。帐罩于外，大小称乎骨，随处可张，颇为轻便。又有扇帐、荷包帐，俱非居家便用，无取也。

注

①《释名》：又名《逸雅》，是训解词义的书。汉末刘熙作，因声求源，即是一部从语言声音的角度来推求字义由来的著作，它就音以说明事物得以如此称名的缘由，并注意到当时的语音与古音的异同。《释名》在吴末已广为流传，为学者所重视。对后代训诂学因声求义的影响很大，同时也是研究汉语语源学的要典，其体例仿照《尔雅》。

老老恒言

读经典 学养生

LAO
LAO
HENG
YAN

卷四

冬月帐取低小，则暖气聚。以①有骨子，小帐即设诸大床内；床之外，顶板覆其上，四面更以布作围，周匝②亦如帐。床大帐小，得围遮护，乃益其暖。若暖床三面镶板，竟设小帐于中，作围赘矣。

①以：表示动作行为产生的原因，可译为"因为""由于"等。

②周匝：环绕一周。

纸可作帐，出江右①。大以丈计，名皮纸，密不漏气，冬得奇暖。或布作顶，少令通气。东坡诗："困眠得就纸帐暖。"刘后村②诗："纸帐铁擎风雪夜。"又元张昱③诗："隔枕不闻巫峡雨，绕床惟走剡溪云。"或绘梅花于上，元陈泰④诗："梦回蕲竹⑤生清寒，五月幻作梅花看。"盖自宋元以来，前人赏此多矣。如有题咏⑥，并可即书⑦于帐。

①江右：指长江下游以西的地区。亦特指江南。

②刘后村：即刘克庄（1187～1269），初名灼，字潜夫，号后村，福建莆田县人，初为靖安主簿，后长期游幕于江、浙、闽、广等地。诗属江湖诗派，作品数量丰富，内容开阔，多言谈时政，反映民生之作，早年学晚唐体，晚年诗风趋向江西诗派。词深受辛弃疾影响，多豪放之作，散文化、议论化倾向也较突出。著有《后村先生大全集》。

老老恒言

读经典 学养生

LAO
LAO
HENG
YAN

卷四

③张昱：字光弼，号一笑居士，元朝庐陵人。生卒年均不详。晚号可闲老人。著有《可闲老人集》四卷。

④陈泰：字志同，号所安，湖广茶陵人。生卒年均不详，约元世祖至元中，至仁宗延佑末之间在世。元末进士。著有《所安文集》。

⑤蕲竹：湖北蕲春所产的竹。可作箪、笛、杖。

⑥题咏：指为歌咏某一景物、书画或某一事件而题写的诗词。

⑦书：写。

《南史》梁武帝有木棉布皂帐①，名曰"古终"。木棉布质厚于绌，暖即过之。窃意宫帏中所以用此者，乃寓崇俭之意，不然，则帐之暖，又岂独木棉布哉？《晋书·元帝纪》②：帝作布帐练帏③，皆崇俭也。宫帏中犹有崇俭如此者，士庶④之家宜知节矣！

注

①《南史》：唐朝李延寿撰，是中国历代官修正史"二十四史"之一。纪传体，共八十卷，含本纪十卷，列传七十卷，上起宋武帝刘裕永初元年（420年），下迄陈后主陈叔宝祯明三年（589年）。记载南朝宋、齐、梁、陈四国一百七十年史事。《南史》与《北史》为姊妹篇。皂帐：亦作"皁帐"，黑色粗质的帏帐。

②《晋书·元帝纪》：《晋书》中晋元帝司马睿的本纪。《晋书》，中国二十四史之一，由唐房玄龄、褚遂良、许敬宗等人合著，作者共二十一人。记载的历史上起三国时期司马懿早年，下至东晋恭帝元熙二年（420年）刘裕废晋帝自立，以宋代晋。该书同

老读经典
老老学养生
恒言

LAO
LAO
HENG
YAN

卷四

时还以"载记"形式，记述了十六国政权的状况。原有叙例、目录各一卷，帝纪十卷，志二十卷，列传七十卷，载记三十卷，共一百三十二卷。后来叙例、目录失传，今存一百三十卷。

③练帷：洁白的熟绢做的帷帐。

④士庶：士人和普通百姓。亦泛指人民、百姓。

有竹帘极细，名"虾须帘"，见《三湘杂志》。夏制为帐，用骨子弯环如弓样者，帘分四片，前二后一，顶及两旁，弯环合一。布缘其边，多缀以钮，称骨子扣之。前二片中分处，入寝亦扣密，则蚊可御。疏漏生凉，似胜于纱。《辍耕录》云："宫阁制，有银鼠皮壁帐、黑貂皮暖帐。"壁帐岂寻常易办①？皮暖帐世俗恒有，非必黑貂耳。但就枕如入暗室，晓②夜不能辨，必于帐前开如圆月，纱补之以通光，玻璃尤为爽亮。

注

①办：做成；具备。

②晓：天亮时。

有名纱橱，夏月可代帐。须楼下一统三间①，前与后俱有廊者，方得为之。除廊外，以中一间左右前后，依柱为界，四面绷纱作窗，窗不设棍，透漏如帐。前后廊檐下，俱另置窗，俾②有掩蔽。于中驱蚊，陈几榻，日可起居，夜可休息，为销夏安适之最。帐有笼罩床外，床内设搁板如几，脚后横栏，搭衣帕之类，似属妥便。但帐不能作底，又褥不能压帐，仅以带缚床外，冬则暖气不固，夏则不足御蚊，武林僧房有此制。

① 一统三间：谓相连三间一体，中间没有隔墙，只有柱子。

② 俾：使。

枕

《释名》云："枕，检也①，所以检项也。"侧曰颈，后曰项。太低则项垂，阳气不达，未免头目昏眩；太高则项屈，或致作酸，不能转动。酌高下尺寸，令侧卧恰与肩平，即仰卧亦觉安舒。《显道经》曰："枕高肝缩，枕下肺蹇②。以四寸为平枕。"

注

① 检：约束，限制。

② 蹇（jiǎn）：窘迫，不舒展。

《唐书》①：明皇为太子时，尝制长枕，与诸王共之。老年独寝，亦需长枕，则反侧不滞一处。头为阳，恶热，即冬月辗转枕上，亦不嫌冷，如枕短，卧得热气，便生烦躁。囊枕之物，乃制枕之要。绿豆皮可清热，微嫌质重，茶叶可除烦，恐易成末，惟通草为佳妙，轻松和软，不蔽耳聪。《千金方》[2]云："半醉酒，独自宿，软枕头，暖盖足，能息心，自瞑目。"枕头软者甚多，尽善无弊，殆[3]莫过通草。

注

①《唐书》：为记载唐朝历史的纪传体史书，共二百卷。内帝纪二十卷，志三十卷，列传一百五十卷。五代后晋时刘昫、张昭远等撰。记载了唐朝自高祖武德元年（618）至哀帝天佑四年（907）共二百九十年的历史。在北宋编撰的《新唐书》问世以后，《唐书》始有新旧之分。

②《千金方》：《千金要方》又称《备急千金要方》《千金方》，唐孙思邈撰。是中国古代中医学经典著作之一，被誉为中国最早的临床百科全书，共三十卷，是综合性临床医著。约成书于永徽三年（652年）。该书集唐代以前诊治经验之大成，对后世医家影响极大。

③殆：大概；恐怕。

放翁有"头风便菊枕"之句。菊花香气可清头目，但恐易生蠹虫。元马祖常①诗云："半夜归心三径②远，一囊秋色四屏香。"前人盖往往用之。《清异录》③：卢文杞枕骨高，凡枕之坚实者不用，缝青缯⑤充以柳絮。按：《本草》：柳絮性凉，作枕亦宜，然生虫之弊，尤捷于菊。吴旻《扶寿方》以菊花、艾叶作护膝。

注

①马祖常（1279～1388）：元代蒙古族诗人，字伯庸，光州（今河南潢川）人，官至礼部尚书，人称马伯庸尚书。为文法先秦两汉，宏瞻而精核，富丽而新奇，内容多制诰、碑志等类作品，诗作圆密清丽，除应酬之作外，亦有反映民间疾苦的作品。有《菊枕》诗。

②三径：指归隐者的家园。

③《清异录》：北宋陶谷（903～970）撰。最早完成于五代末至北宋初，是古代汉族文言琐事小说。作为重要笔记，保存了汉族文化史和社会史方面的很多重要史料，反映了当时社会的民俗民情。

④卢文杞：《清异录》作卢文纪。卢文纪（876～951），字子持，京兆万年人。后唐末曾拜相。长兴末，为太常卿。

⑤缯（zēng）：帛，丝织品的总称。

藤枕，以藤粗而编疏者，乃得凉爽。若细密，止可饰观。更加以漆，既不通气，又不收汗，无当于用。藤枕中空，两头或作抽替，可藏物，但勿置香花于内，以致透脑。《物类相感志》曰："枕中置麝少许，绝恶梦。"麝能通关镇心安神故也。偶用则可，久则反足①为累。

注

①足：足够。

侧卧耳必着枕。老年气血易滞，或患麻木，甚

老老恒言

读经典 学养生

LAO
LAO
HENG
YAN

卷四

且作痛。办耳枕，其长广如枕，高不过寸，中开一孔，卧时加于枕，以耳纳入。耳为肾窍[①]，枕此并杜耳鸣耳塞之患。《山居清供》[②]曰："慈石[③]搥末，和入囊枕，能通耳窍，益目光。"又女廉药枕[④]，以赤心柏木，制枕如匣，纳以散风养血之剂，枕面密钻小孔，令透药气，外以稀布裹之而卧。又《升庵外集》云："取黄杨木作枕，必阴晦夜伐之，则不裂。"按：木枕坚实，夏月昼卧或可用。《箴铭汇抄》：苏彦《楠榴[⑤]枕铭》："颐神靖魄，须以宁眠[⑥]。"恐未然也。

① 耳为肾窍：中医学术语，出自《素问·阴阳应象大论》。其中提到肾"在窍为耳"，《灵枢·脉度篇》又指出"肾气通于耳，肾和则耳能闻五音矣。"耳为肾之官，肾精足则听觉聪灵，肾精虚则两耳失聪。通过耳听觉的变化，一般可以推断肾气的盛衰情况。

② 《山居清供》：即《山家清供》。南宋林洪撰。收录以山林所产时蔬、鲜果、动物为食材的饮食，记录名称、用料、烹制方法，辅以掌故、诗文，内容丰富，涉猎广泛，阐述了一系列饮食养生思想。

③ 慈石：即磁石，俗称吸铁石。

④ 女廉药枕：明高濂撰《遵生八笺》有"女廉药枕神方"。

⑤ 楠榴：亦作"楠瘤"，楠木的瘿瘤。俗称楠木疙瘩。

⑥ "颐神靖魄"二句：意谓（楠榴枕）保养精神安定魂魄，可以用来安眠。颐，保养。靖，安定。须，任用，采用。

老老恒言

读经典 学养生

老老恒言

LAO
LAO
HENG
YAN

卷四

瓷器作枕,不过便榻陈设之具。《格古论》[1]曰:"定窑[2]有瓷枕,制极精巧,但枕首寒凝入骨。"东坡诗:"暂借藤床与瓦枕,莫教孤负北窗凉。"北窗凉气,已不宜受,况益之瓦枕乎!石枕亦然。

注

[1]《格古论》:即《格古要论》,是中国现存最早的文物鉴定专著。明曹昭撰。曹昭字明仲,江苏松江(今属上海)人,生卒年不详。全书共三卷十三论。上卷为古铜器、古画、古墨迹、古碑法帖四论;中卷为古琴、古砚、珍奇(包括玉器、玛瑙、珍珠、犀角、象牙等)、金铁四论;下卷为古窑器、古漆器、锦绮、异木、异石五论。

[2]定窑:古代著名瓷窑之一。窑址在今河北曲阳涧磁村、燕山村。古代属定州,故名。

枕底未缉合时,囊实后不用缉合,但以钮联之。凡笔札及紧要物,可潜藏于内,取用甚便。《汉书》曰:"淮南王有《枕中鸿宝苑秘书》[1]。"其制盖类是。一枕可两用,曰折叠枕。先制狭条如枕长,厚径寸,或四或五,再以单层布总包其外,分界处以针缉其边:一缉其左之上,一缉其右之下,可左折右折而叠之。叠之作枕,平铺即作垫,此便榻可备之物。

注

[1]《枕中鸿宝苑秘书》:《汉书·刘向传》:"淮南有《枕中鸿宝苑秘书》。书言神仙使鬼物为金

之术，及邹衍重道延命方，世人莫见。"颜师古注：
"《鸿宝》《苑秘书》，并道术篇名。臧在枕中，
言常存录之不漏泄也。"

凡仰卧腿舒，侧卧两膝交加，有上压下之嫌。
办膝枕，小于枕首者，置诸^①被侧，或左或右，以一
膝任意枕之，最适。竹编如枕，圆长而疏漏者，俗
谓之竹夫人，又曰竹几，亦以枕膝。东坡诗："闻
道床头惟竹几，夫人应不解卿卿。"山谷曰："竹
夫人，盖凉寝竹器，憩臂休膝，似非夫人之职，名
以青奴。"有诗云："我无红袖堪娱夜，只要青奴
一味凉。"老年但宜用于三伏时，入秋则凉便侵人，
易为膝患。

①诸：兼词，用于句中，相当于"之于"。

有名竹夹膝者，取猫头大竹^①，削而光之，置诸
寝，其用同于竹夫人。唐陆龟蒙^②有诗云："截得篦
笤^③冷似龙，翠光横在暑天中。"但嫌实不漏气，着
体过凉，老年无取。

①猫头大竹：猫头竹之大者。猫头竹，竹名。
②陆龟蒙（？～881）：唐代农学家、文学家，字鲁望，
　号天随子、江湖散人、甫里先生，长洲（今苏州）
　人。曾任湖州、苏州刺史幕僚，后隐居松江甫里

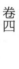

（今用直镇），编著有《甫里先生文集》等。他的小品文主要收在《笠泽丛书》中，现实针对性强，议论也颇精切，如《野庙碑》《记稻鼠》等。陆龟蒙与皮日休交友，世称"皮陆"，诗以写景咏物为多。

③筼筜（yún dāng）：一种皮薄、节长而竿高的生长在水边的竹子。

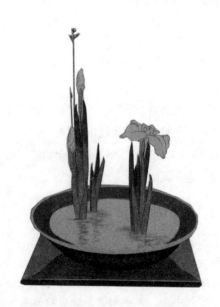

席

席之类甚多。古人坐必设席，今则以作寝具。如竹席，《尚书》谓之笋席[1]，今俗每于夏月卧之。但新者耗精血，陈者不收汗，或极热时，以其着体生凉，偶一取用，两广[2]所出藤席亦同。

注

① 笋席：嫩竹编成的席子。
② 两广：《清会典·户部·户部尚书》："江西与湖南省之南为两广，其省二：曰广东，曰广西。"

蒲席见《周礼》，又《三礼图》曰："士，蒲席。"今俗亦常用。质颇柔软，适于羸弱之体。其尤佳者，如嘉纹席、龙须席[1]，即蒲同类，虽不出近地，犹为易购。《显道经》曰："席柔软，其息乃长。"谓卧安则能久寐也。

注

① 龙须席：用龙须草编成的席子。

藤竹席，老年既不宜久卧常卧，柔软者或嫌少热，衬以藤竹席，能借其凉。深秋时即柔软席，亦微觉冷，辄[1]以布作褥，衣而卧。又恐太热，布作面，蒲席作里，二者缉合，则温凉恰当。《诗》云："乃安斯寝。"庶几得之。

注

①辄：表示后面的行为是在前一行为之后紧接着发生的，根据文意可译为"马上""于是""就"。

贵州土产有纸席，客适①饷予。其长广与席等，厚则什倍常纸，质虽细而颇硬，卧不能安，乃为紧卷，以杵槌熟，柔软光滑，竟同绒制，又不嫌热，秋末时需之正宜。

注

①适：正好，恰好。饷（xiǎng）：赠送。

《周礼·地官》："司几筵掌五席①。"中有熊席。注曰："兽皮为席也。"今有以牛皮作席者，出口外。制皮法：拔去毛极净，香水浸出臊气，染以红色，名香牛皮。晋《东宫旧事》有赤皮席，今盖仿而为之。皮性暖，此却着身有凉意，质亦软滑，夏月颇宜。《河东备录》云："猪皮去毛作细条，编以为席，滑而且凉，号曰壬癸席。"又《晋书》："羊茂为东郡守，以羊皮为席②。"然则凡皮皆可作席，软滑必胜草织者。

注

①司几筵掌五席：见《周礼·春官·司几筵》："司几筵掌五几五席之名物。"

老老恒言

读经典 学养生

老老恒言

LAO
LAO
HENG
YAN

卷四

② "羊茂为东郡守"二句：羊茂，东汉人，谢承《后汉书》说他字季实，豫章人，"为东郡太守，冬坐白羊皮，夏处单版榻。"

　　古人席必有缘。缘者，犹言镶边也。古则缘各不同，所以饰席，今惟取耐用。缘以绌与缎，不若缘以布。盛暑拭席，亦用滚水，方能透发汗湿。有爱凉者，汲井水拭之，阴寒之气，贻①患匪小。又有以大木盆，盛井水置床下，虽凉不着体，亦非所宜。惟室中几案间设冰盘，则凉气四散，能清热而无损于人。

①贻：遗留。

　　席底易为蚤所伏，殊扰安眠。《物类相感志》曰："苦楝花①曝干，铺席底，驱即尽。"《千金月令》②曰："大枣烧烟熏床下，能辟蚤。"其生衣襦③间者为虱。《抱朴子》曰："头虱黑，着身变白，身虱白，着头变黑，所渐然也。"《酉阳杂俎》曰："岭南人病，以虱卜，向身为吉，背身为凶。"又《草木子》④曰："虱行必向北。"窃意虱喜就暗，非果向北也。银朱⑤和茶叶熏衣，可除之。

①苦楝花：味苦，性寒。有清热祛湿、杀虫止痒之功。

读经典　学养生

老老恒言

LAO
LAO
HENG
YAN

卷
四

②《千金月令》：即《千金月令方》。孙思邈撰。

③襦（rú）：短衣，短袄。

④《草木子》：古代汉族文言笔记小说集。明叶子奇撰。本书是"元明史料笔记丛刊"之一。本书涉及的范围颇为广泛，从天文星躔、律历推步、时政得失、兵荒灾乱，到自然界的现象、动植物的形态，广搏搜罗，仔细探讨，在明人的笔记中，颇为突出。

⑤银朱：即硫化汞。粉末鲜红色，有毒。

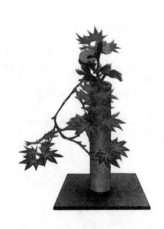

被

被宜里面俱䌷，毋[1]用锦与缎，以其柔软不及也。装丝绵者，厚薄各一，随天时之宜，或厚或薄。以其一着体盖之，外多备装絮者数条，酌寒暖加于装绵者之上。絮取其匀薄，取其以渐可加，故必多备。

①毋：别；不要。

《身章撮要》曰："大被曰衾，单被曰裯[1]。"老年独卧，着身盖者，被亦宜大，乃可折如封套[2]式，使暖气不散。此外酌寒暖渐加其上者，必狭尺余，两边勿折，则宽平而身之转侧舒。有以单被衬其里，牵缠[3]非所适，只于夏初需之，亦用狭者，夹被同。

①裯（chóu）：单被。
②封套：指盛文件、书信或钱物的封筒。
③牵缠：纠缠在一起。

老年畏寒，有以皮制被。皮衣宜表毛于外，皮被宜着毛于体，面用䌷，薄加絮，宽大可折为妥。然较以丝绵装者，究之轻软勿及。被取暖气不漏，故必阔大，使两边可折，但折则卧处不得平匀，被内亦嫌逼窒，拟[1]以两边缉合如筒，勿太窄，须酌就寝之便，且反侧宽舒，脚后兼缉合之，锡②以名曰茧子被，谓如蚕茧之周密也。

读老经典学养生

老恒言

LAO LAO HENG YAN

卷四

注

①拟：打算。
②锡：通"赐"，赏赐，给予。

《岭南志异》①曰："邕州②人选鹅腹之毳毛装被，质柔性冷，宜覆婴儿，兼辟惊痫③。"愚谓如果性冷，老年亦有时宜之，特④婴儿体属纯阳，利于常用。又《不自弃文》⑤曰："食鹅之肉，毛可遗也，峒民⑥缝之以御腊。"柳子厚⑦诗亦云："鹅毛御腊缝山𪨶⑧。"然则性冷而兼能御腊，所谓暖不伤热，囊被之物，竟属尽美。

注

①《岭南异志》：即《岭南异物志》，唐孟琯著。遍记岭南东西两道的广州、崖州、康州、韶州、循州、容州等地的奇闻异物。
②邕（yōng）州：治所在今广西南宁。
③惊痫：因受惊而发作的一种病。
④特：仅；只；不过。
⑤《不自弃文》：宋朱熹作。见《朱子文集大全类编》卷二十一《庭训》。
⑥峒（dòng）民：旧时对我国贵州广西少数民族聚居地方的泛称。御腊：即抵御寒冬。腊：农历十二月或泛指冬月。

老老恒言

读经典 学养生

LAO
LAO
HENG
YAN

卷四

⑦柳子厚（773～819）：字子厚，汉族，河东（现山西运城永济一带）人，唐宋八大家之一，唐代文学家、哲学家、散文家和思想家，世称"柳河东""河东先生"，因官终柳州刺史，又称"柳柳州"。与刘禹锡并称"刘柳"，与王维、孟浩然、韦应物并称"王孟韦柳"。

⑧山罽（jì）：山民用毛制作的毡毯一类的织物。

《江右建昌志》："产纸大而厚，揉软作被，细腻如茧，面里俱可用之，薄装以绵，已极温暖。"唐徐寅①诗："一床明月盖归梦，数尺白云笼冷眠。"明龚诩②诗："纸衾方幅六七尺，厚软轻温腻而白。霜天雪夜最相宜，不使寒侵独眠客。"可谓曲尽纸被之妙。龚诗云独眠，纸被正以独眠为宜。

注

①徐寅：也称徐夤，字昭梦，莆田（即今福建莆田市）人。博学多才，尤擅作赋。为唐末至五代间较著名的文学家。文集有《徐正字诗赋》二卷，收赋八首，收诗三百六十八首。

②龚诩（xǔ）：1381～1469，一名翊（yì），字大章，号纯庵，南直隶苏州府昆山人。明代学者。

有摘玫瑰花囊被，去蒂晒干，先将丝瓜老存筋者剪开，捶软作片，约需数十，以线联络，花铺其上，纱制被囊之，密针行如麂眼方块①式，乍凉时覆体最佳。玫瑰花能养血疏肺气，得微暖，香弥甚。丝瓜

137

性清寒，可解热毒。二物本不甚贵，寻常犹属能办。

①如麂（jǐ）眼方块：谓缝成麂眼似的斜方块。麂，
　小型的鹿。

　　冬月子后霜落时，被口每觉加冷，东坡诗所谓"重
衾①脚冷知霜重"也。另以薄棉被兜住脚后，斜引被角，
置诸枕旁，觉冷时，但伸一手牵被角而直之，即可
盖暖。凡春秋天气，夜半后俱觉稍凉，以夹被置床内，
趁意加体，亦所以顺天时。《诗·杕杜》②篇疏云：
"从旦积暖，故日中之后必热；从昏积凉，故夜半
之后必凉。"

①衾：被子。
②《诗·杕（dì）杜》：指《诗经·小雅·杕杜》。
　杕杜，孤生的甘棠。杕，树木孤立的样子。杜，
　落叶乔木，俗称"杜梨"，亦称"甘棠""棠梨"。
　疏：即注释，此处指唐孔颖达作的《毛诗正义》。

　　《记·王制》曰："八十非人不暖。"《本草》曰：
"老人与二七以前少阴同寝，藉其熏蒸，最为有益。"
少陵诗："暖老须燕玉①"是也。愚谓老年以独寝为
安，或先令童女睡少顷，被暖则起，随即入寝，既
藉熏蒸之益，仍安独寝之常，岂非两得？倘气血衰微，
终宵必资人以暖，则非如《王制》所云不可。

读经典 学养生

老老恒言

LAO
LAO
HENG
YAN

卷四

注

①燕玉：如玉的燕地美女。亦泛指美女。

《法藏碎金》①曰："还元②功夫，全在被中行之。择少女肥白无病者，晚间食以淡粥，擦齿漱口极净，与之同被而寝。至子后令其呼气，吸而咽之，再则令其舌抵上腭，俟舌下生津，接而咽之，真还元之秘也。"愚按：此说近采补③诡异之术，然《易·大过》之爻辞曰："枯杨生稊④。"谓老阳得少阴以滋长也，盖有此理，姑存之。《参同契》有"铅汞丹鼎"之说⑤，惑世滋甚。或有以飞升之术⑥问程子，答曰："纵有之，只恐天上无着处。"

注

①《法藏碎金》：北宋晁迥（948～1031）撰。本书融会禅理，随笔记载，属禅宗语录之类。

②还元：指恢复、滋养元气。

③采补：谓汲取他人元气、精血以补益己身。

④枯杨生稊（tí）：谓枯槁的杨树长出嫩芽。喻指老人娶少妻。稊，植物的嫩芽。

⑤《参同契》：即《周易参同契》，是世界上现知最早的包含着系统内外丹理论的养生著作，有明显的黄老道家特色。东汉魏伯阳著。后被道教吸收奉为养生经典。 铅汞丹鼎：铅汞，指铅和汞，道家炼丹的两种原料。丹鼎，炼丹用的鼎。内丹则以人体为丹鼎，以精、气、神为铅汞。

⑥飞升之术：得道成仙之术。

熏笼只可熏香，若以暖被，火气太甚，当于欲寝时，先令人执炉，遍被中移动熨之，但破冷气，入寝已觉温暖如春。《西京杂记》曰："长安有巧工作熏炉，名被中香，外体圆，中为机环，使炉体常平，以此熏被至佳。"近亦有能仿而为之，名香球。《卫生经》[1]曰："热炉不得置头卧处，火气入脑，恐眩晕。"

①《卫生经》：三茅著。三茅，为汉代修道成仙的茅盈、茅固、茅衷三兄弟，是道教茅山派的祖师。

有制大锡罐，热水注满，紧覆其口，彻夜纳诸被中，可以代炉，俗呼汤婆子。然终有湿气透漏，及于被褥则必及于体，暂用较胜于炉。黄山谷名以脚婆。明吴宽诗："穷冬相伴胜房空。"《博古图》：汉有温壶，为注汤温手足之器，与汤婆子同类。夏月大热时，裸体而卧，本无需被，夜半后汗收凉生，必备葛布单被覆之。葛布廓索[1]，不全着体，而仍可遮护，使勿少受凉，晨起倍觉精神爽健。

①廓索：犹挺括。挺括（guā），多用于形容衣服面料等平整、不容易皱。

褥

　　稳卧必得厚褥。老人骨瘦体弱，尤须褥厚，必宜多备，渐冷渐加。每年以其一另易新絮，紧着身铺之，倍觉松软，挨次递易[1]，则每年皆新絮褥着身矣。骆驼绒装褥，暖胜于常，但不易购[2]。北地苦寒，有铺褥厚至盈尺者，须实木板床，卧之则软而能平，故往往以卧砖炕为适。

注

①易：改变；变换。
②购：买；购买。

　　司马温公[1]曰："刘恕[2]自洛阳归，无寒具，以貂褥假之。"凡皮皆可制褥，羊士谔[3]《皮褥》诗云："青毡持与藉，重锦[4]裁为饰。"谓以毡衬其底，以锦缘其边也。卧时以毛着身，方与絮褥异。有用藏毶毶[5]作褥面，或西绒[6]单铺褥面，被须俱用狭者，不然，褥弗[7]着体，虽暖不觉。

注

①司马温公：即司马光（1019～1086），字君实，
　号迂叟。生于光州光山（今河南省光山县），祖
　籍陕州夏县（今山西省夏县）涑水乡，世称涑水
　先生。北宋政治家、史学家、文学家。历仕仁宗、
　英宗、神宗、哲宗四朝，卒赠太师、温国公，谥文正，

读经典　学养生

老老恒言

LAO
LAO
HENG
YAN

卷四

生平著作甚多，主要有史学巨著《资治通鉴》《温国文正司马公文集》《稽古录》《涑水记闻》《潜虚》等。

②刘恕（1032～1078）：字道原，筠州（即今江西高安）人。生于宋仁宗明元年，卒于神宗元丰年，年47岁。《资治通鉴》副主编之一。

③羊士谔（è，约762～819）：泰安泰山（今山东）人。贞元元年礼部侍郎鲍防下进士。顺宗时，累至宣歙巡官，为王叔文所恶，贬汀州宁化尉。元和初，宰相李吉甫知奖，擢为监察御史，掌制诰。后以与窦群、吕温等诬论宰执，出为资州刺史。著集有《墨池编》《晁公武郡斋读书志》。

④重锦：指精美的丝织品。

⑤氆氇（pǔ lǔ）：藏族人民手工生产的一种毛织品，可以做衣服、床毯等。

⑥西绒：西洋产绒布。

⑦弗：表否定，相当于"不"。

芦花一名蓬蕽①，可代絮作褥。《本草》曰性寒，以其禀清肃之气②多也。质轻扬，囊入褥，即平实称体，老年人于夏秋初卧之，颇能取益。亦有用以囊被者，元吴景③奎《咏芦花被》云："雁声仿佛潇湘夜，起坐俄惊月一床。"但囊被易于散乱，若蒙以丝绵，又虑其热，惟极薄装之，极密行之。

注

①蓬蕽（péng nóng）：芦苇的花。

②清肃之气：谓秋天寒凉之气。

读经典学养生

老老恒言

LAO
LAO
HENG
YAN

卷四

③吴景奎（1292～1355）：字文可，兰溪人。著有《药房樵唱》三卷，附录一卷。

阳光益人，且能发松诸物。褥久卧则实，隔两三宿，即就向阳处晒之，毋厌其频，被亦然。不特绵絮加松，终宵觉有余暖，受益确有明验。黄梅时，卧席尤宜频晒。《异苑》①云："五月勿晒荐席。"此不足据。范石湖②诗云："候晴先晒席。"惟长夏为忌，恐暑气伏于内，侵入不及觉。

①《异苑》：南朝宋刘敬叔撰。志怪小说集。
②范石湖：即南宋诗人范成大（1126～1193），字至能，一字幼元，早年自号此山居士，晚号石湖居士。汉族，平江府吴县（今江苏苏州）人。南宋名臣、文学家、诗人。

赢弱之躯，盛夏不能去褥而卧。或用麻皮捶熟，截作寸断，葛布为褥里面，以此实之，虽质松适体，其性微温，非受益之物。有刮竹皮曝干装褥，则凉血除热，胜于麻皮。又《本草》云："凡骨节痛，及疮疡，不能着席卧者，用麸①装褥卧之。"麸，麦皮也，性冷质软，并止汗，较之竹皮，受益均而备办易。且类而推之，用以囊②枕，亦无不可。

①麸（fú）：小麦皮。

②囊：塞住；扎紧。此处指填塞。

　　《四川邛州志》："其地产棕甚夥①，居民编以为荐②。"《释名》曰："荐，所以自荐藉也。"无里面，无缘饰，蒲苇皆可制，棕荐尤松软而不烦热，夏月用之，不嫌任意加厚，以支瘦骨。曹植③《九咏》曰："茵荐兮兰席。"荐亦古所用者。

①夥（huǒ）：多。

②荐：草席；草垫。

③曹植（192～232）：三国时期曹魏著名文学家，作为建安文学的代表人物之一与集大成者，他在两晋南北朝时期，被推尊到文章典范的地位。其代表作有《洛神赋》《白马篇》《七哀诗》等。后人因其文学上的造诣而将他与曹操、曹丕合称为"三曹"。

　　《交广物产录》："高州①出纸褥，其厚寸许，以杵捶挏软，竟同囊絮。"老年于夏秋时卧之，可无烦热之弊。亦有以葛布数十层制褥者。褥底铺毡，可藉收湿。卧时热气下注，必有微湿，得毡以收之。有用油布单铺褥底，晨起揭褥，单上湿气，可证油布不能收湿也。《南华经》曰："民湿寝则腰疾偏死②。"此非湿寝，然每夜如是，受湿亦甚，必致疾。

①高州：今广东茂名高州。
②偏死：偏枯，半身不遂。

便器

老年夜少寐，不免频起小便，便壶实为至要。制以瓷与锡，俱嫌取携颇重，惟铜可极薄为之，但质轻又易倾覆。式须边直底平，规圆而匾，即能平稳。大便用圊桶①，坐略久，即觉腰腿俱酸，坐低而无依倚故也。须将环椅于椅面开一孔，孔大小如桶，铺以絮垫，亦有孔如椅面，桶即承其下，坐既安然，并杜秽气。

①圊（qīng）桶：便溺器。圊，厕所。

《山居清供》曰："截大竹整节，以制便壶。半边微削令平作底，底加以漆，更截小竹作口，提手亦用竹片黏连。又有择葫芦扁瓢，中灌桐油浸透，制同于竹。"此俱①质轻而具朴野之意，似亦可取。再，大便用环椅如前式，下密镶板，另构斗室，着壁安置，壁后凿穴，作抽替承之，此非老年所必办。

老老恒言

读经典 学养生

LAO
LAO
HENG
YAN

卷
四

注

①俱：全；都；皆。

　　《葆元录》①曰："饱则立小便，饥则坐小便，饱欲其通利，饥欲其收摄也。"愚谓小便惟取通利，坐以收摄之，亦非确论。至于冬夜，宜即于被中侧卧小便，既无起坐之劳，亦免冒寒之虑。

注

①《葆元录》：宋抱一子著。抱一子即道士陈显微，字宗道，号抱一子，淮阳人。居临安佑圣观，好内丹之术。著有《玄生篇》《显微危言》《抱一子书》等。

　　膀胱为肾之府①，有下口，无上口，以气渗入而化，入气不化，则水归大肠，为泄泻。东坡《养身杂记》云："要长生，小便清；要长活，小便洁。"又《南华经》曰："道在屎溺②。"屎溺讵有道乎？良以二便皆由化而出，其为难化、易化、迟化、速化，在可知不可知之间，所谓藏府③不能言，故调摄之道，正以此验得失。

注

①"膀胱为肾之府"：中医学术语。指肾与膀胱之间的相互关联和影响，这种相合是脏腑互为表里（脏为阴属里，腑为阳属表）的关系。"肾与膀胱相表里"，是通过肾和膀胱经络之间的联系和某些生理功能的相互配合而体现的，如膀胱排尿

要靠肾的气化作用。肾和膀胱病症的治疗，可以通过这种"相合""相表里"的关系互为影响。

②溺（niào）：小便。

③藏府：中医学名词，人体内脏器官的总称，同"脏腑"。

《卫生经》曰："欲实脾①，必疏②膀胱。"愚谓利水固可实脾，然亦有水利而脾不实者，惟脾实则水无不利，其道维③何？不过曰节食少饮，不饮尤妙。欲溺即溺，不可忍，亦不可努力，愈努力则愈数而少，肾气窒寒，或致癃闭④。孙思邈曰："忍小便，膝冷成痹⑤。"

①实：充满；充实。此处实脾即补脾健脾之意。

②疏：疏导；疏通。

③维：通"惟"，思考。

④癃（lóng）闭：中医学名词。指小便不通利之病。

⑤痹：中医指风、寒、湿侵袭肌体导致肢节疼痛、麻木，屈伸不利的病症。

《元关真谛》曰："每卧时，舌抵腭，目视顶，提缩谷道①，即咽津一口，行数次然后卧，可愈频溺。"按：此亦导引一法，偶因频溺行之则可，若每卧时如是，反致涩滞。《内经》曰："通调水道。"言通必言调者，通而不调，与涩滞等。

147

读经典　学养生

老老恒言

LAO
LAO
HENG
YAN

卷
四

注

①谷道：即肛门。

　　或问通调之道如何？愚谓食少化速，则清浊易分，一也；薄滋味，无黏腻，则渗泄不滞，二也；食久然后饮，胃空虚则水不归脾，气达膀胱，三也；且饮必待渴，乘微燥以清化源①，则水以济②火，下输倍捷，四也。所谓通调之道，如是而已。如是犹不通调，则为病，然病能如是通调，亦以渐可愈。

注

①化源：指脾胃。脾胃为生化之源。
②济：救助；帮助。

　　《悟真录》①曰："开眼而溺。"眼中黑睛属肾，开眼所以散肾火。又曰"紧咬齿而溺。"齿乃肾之骨，宣泄时俾其收敛，可以固齿。《诗·鲁颂》曰："黄发儿齿。"谓齿落复生也，此则天禀②使然。养生家有固齿之法，无生齿之方，故齿最宜惜，凡坚硬物亦必慎。

注

①《悟真录》：丹阳子马钰（1123～1183）著。马钰，全真道第二任掌教。著有《洞玄金玉集》十卷。
②禀：授与；赐与。

老老恒言

读经典学养生

LAO
LAO
HENG
YAN

卷四

肾气弱则真火[①]渐衰，便溲溺少，皆由于此。《菽园杂记》[②]曰："回回教门[③]调养法，惟暖外肾[④]，夏不着单裤，夜则手握肾丸而卧。"愚谓手心通心窍，握肾丸以卧，有既济之功焉。尝畜猴，见其卧必口含外肾。《本草》谓：猴能引气[⑤]，故寿。手握肾丸，亦引气之意。又有以川椒和绵裹肾丸，可治冷气入肾。

①真火：此谓命门之火。
②《菽园杂记》：明陆容撰，共十五卷。本书是关于明代朝野掌故的史料笔记，多有可与正史相参证并补史文之阙者。书中还有众多的有关作者故里太仓的人事、方言和风俗的记载和考辨。还可以读到有关郑和下西洋的记载、梁山伯与祝英台的故事，以及明代浙江的银课数量、盐运情况等。
③回回教门：即伊斯兰教。
④外肾：即睾丸。
⑤引气：谓以意领气，使人体血脉和通，精足神完。

小便太清而频，则多寒；太赤而短，则多热；赤而浊，着地少顷，色如米泔者，则热甚矣；大便溏泄，其色或淡白，或深黄，亦寒热之辨；黑如膏者，则脾败矣，是[①]当随时体察。每大便后，进食少许，所以济其气乏也。如饱后即大便，进汤饮以和其气，或就榻暂眠，气定即起。按：《养生汇论》有擦摩脐腹及诸穴者，若无故频行之，气内动而不循常道，反足致疾，予目见屡[2]矣，概不录。

①是：表判断。

②屡：屡次；多次；常常。

《六砚斋三笔》[1]曰："养生须禁大便泄气。值[2]腹中发动，用意坚忍，十日半月，不容走泄，久之气亦定。此气乃谷神[3]所生，与真气为联属，留之则真气得其协助而日壮。"愚谓频泄诚耗气，强忍则大肠火郁[4]。孙思邈曰："忍大便，成气痔[5]。"况忍愈久，便愈难，便时必至努力，反足伤气。

①《六研斋三笔》：明李日华著。

②值：遇到。

③谷神：谓五脏之神。

④郁：积结。

⑤气痔：中医学名词，病名。多因风邪蕴积肠间，情志过激，酒食所伤所致。症见肛门部位肿突，大便难而出血，腹胁胀满，甚或形成脱肛良久而不能入。

总之养生之道，惟贵自然，不可纤毫着意，知此思过半[1]矣！《黄庭经》[2]曰："物有自然事不烦，垂拱[3]无为心自安。"《道德经》曰："地法天，天法道，道法自然。"

老老恒言

读经典学养生

LAO
LAO
HENG
YAN

卷四

①思过半：谓领悟大半。

②《黄庭经》：作者及成书年代不详。又名《老子黄庭经》，道教养生修仙专著；内容包括《黄庭外景玉经》和《黄庭内景玉经》。两晋年间，新增《中景经》。道教上清派的主要经典，也被内丹家奉为内丹修炼的主要经典。首次提出三丹田理论，介绍了许多存思观想的方法。

③垂拱：垂衣拱手。形容置身事外。

予著是①书于客岁，病余以此为消遣。时气怯②体羸，加意作调养法。有出诸臆③见者，有本诸前人者，有得诸听闻者，酌而录之，即循而行之，迄今秋，精力始渐可支。大抵病后欲冀复元，少年以日计，中年以月计，至老年则以岁计。汲汲求其效，无妙术也。兹④书四卷，以次就竣⑤，因以身自体验者，随笔录记。另有《粥谱》，又属冬初续著，附于末，为第五卷。

①是：这；这个；这样。

②气怯：病证名。指胆气虚怯出现惊慌诸症，如气短、心烦、失眠、心悸、惊悸不安、口苦、恶心等。因中气不足，脾虚生痰，或痰湿挟热，阻碍胆汁疏泄和肝气生发所致。

③臆：主观想象猜测。

④兹：这。

⑤竣：退立，引申为完毕。

老老恒言

读经典 学养生

老老恒言

LAO
LAO
HENG
YAN

卷
五

卷五

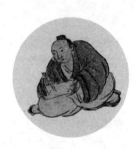

粥谱说

粥能益人，老年尤宜，前卷屡及之，皆不过略举其概，未获明析其方。考之轩岐家[①]与养生家书，煮粥之方甚夥，惟是方不一例，本有轻清重浊之殊，载于书者，未免散见而杂出。窃意粥乃日用常供，借诸方以为调养，专取适口，或偶资治疾，入口违宜，似又未可尽废。不经汇录而分别之，查检既嫌少便，亦老年调治之阙书也，爰撰为谱，先择米，次择水，次火候，次食候。不论调养治疾功力深浅之不同，第取气味轻清、香美适口者为上品，少逊者为中品，重浊者为下品，准以成数，共录百种，削其入口违宜之已甚者而已。方本前人，乃已试之良法。注明出自何书，以为征信，更详兼治。方有定而治无定，治法亦可变通。内有窃据鄙意参入数方，则惟务有益而兼适于口，聊^②备老年之调治。或夫推而广之，凡食品药品中，堪加入粥者尚多，酌宜而用，胡不可自我作古^③耶？更有待夫后之明此理者。

①轩岐家：指医药家。轩岐，黄帝轩辕氏与大臣岐伯的并称，他们被视作中国医药的始祖。

②聊：姑且；暂且。

③自我作古：谓由我创新，不循旧法。

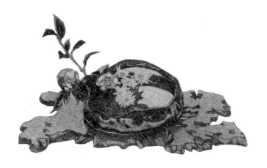

老老恒言

读经典 学养生

LAO
LAO
HENG
YAN

卷五

择米第一

米用粳，以香稻为最，晚稻性软，亦可取，早稻次之，陈廪米则欠腻滑矣。秋谷新凿者香气足，脱谷久，渐有故气。须以谷悬通风处，随时凿用；或用炒白米，或用焦锅笆，腻滑不足，香燥之气，能去湿开胃。《本草纲目》云："粳米[1]、籼米[2]、粟米、梁米粥，利小便、止烦渴、养脾胃；糯米、秫米[3]、黍米粥，益气，治虚寒泻痢吐逆。"至若所载各方，有米以为之主，峻厉者可缓其力，和平者能倍其功，此粥之所以妙而神与？

注

①粳米：粳米是大米的一种，主要产于中国东北。米粒一般呈椭圆形或圆形，米粒丰满肥厚，横断面近于圆形，长与宽之比小于二，颜色蜡白，呈透明或半透明，质地硬而有韧性，煮后黏性油性均大，柔软可口，但出饭率低。

②籼（xiān）米：籼稻碾出的米，黏性小。

③秫（shú）米：当指黏性的梁米或粟米。

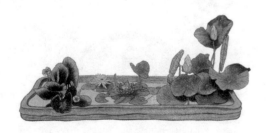

择水第二

水类不一，取煮失宜，能使粥味俱变。初春值雨，此水乃春阳生发之气，最为有益。梅雨湿热熏蒸，人感其气则病，物感其气则霉，不可用之明验也。夏秋淫雨为潦，水郁深而发骤，昌黎诗："洪潦无根源，朝灌夕已除。"或谓利热不助湿气，窃恐未然。腊雪水甘寒解毒，疗时疫；春雪水生虫易败，不堪用。此外，长流水四时俱宜，山泉随地异性，池沼止水有毒。井水清洌，平旦第一汲，为井华水，天一真气，浮于水面也，以之煮粥，不假他物，其色天然微绿，味添香美，亦颇异凡。缸贮水，以朱砂块沉缸底，能解百毒，并令人寿。

注

①潦（lǎo）：雨水；雨后地面积水。
②天一真气：此指化生水的真气。

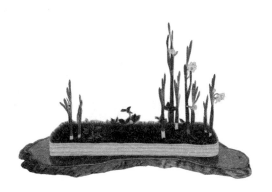

155

老老恒言

读经典 学养生

LAO
LAO
HENG
YAN

卷
五

火候第三

煮粥以成糜为度，火候未到，气味不足，火候太过，气味遂减。火以桑柴为妙。《抱朴子》曰："一切药不得桑煎不服。"桑乃箕星①之精，能除风助药力。栎②炭火性紧，粥须煮不停沸，则紧火亦得。煮时先煮水，以杓③扬之数十次，候沸数十次，然后下米，使性动荡，则输运捷。煮必瓷罐，勿用铜锡。有以瓷瓶入灶内砻糠④稻草煨之，火候必致失度，无取。

注

①箕星：二十八星宿之一。东汉蔡邕《独断》："风伯神，箕星也。其象在天，能兴风。"

②栎：柞树，一种乔木。

③杓（sháo）：勺子

④砻（lóng）糠：稻谷辗磨后脱下的外壳。

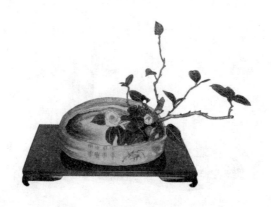

食候第四

老年有竟日食粥，不计顿，饥即食，亦能体强健，享大寿，此又在常格^①外。就调养而论，粥宜空心食，或作晚餐亦可，但勿再食他物，加于食粥后。食勿过饱，虽无虑停滞，少觉胀，胃即受伤。食宁过热，即致微汗，亦足通利血脉。食时勿以他物侑^②食，恐不能专收其益；不获已^③，但使咸味沾唇，少解其淡可也。

注

①常格：常度，常理。
②侑（yòu）：佐助。
③不获已：犹不得已。

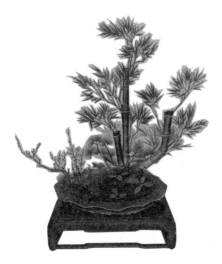

上品三十六

莲肉[1]粥

《圣惠方》[2]："补中强志[3]。"按：兼养神益脾固精，除百疾。去皮心，用鲜者煮粥更佳。干者如经火焙，肉即僵，煮不能烂，或磨粉加入。湘莲胜建莲[4]，皮薄而肉实。

注

①莲肉：莲肉是莲子的别名。为睡莲科植物莲的干燥成熟种子。秋季果实成熟时采割莲房，取出果实，除去果皮，干燥。用药可以补脾止泻，益肾涩精，养心安神。

②《圣惠方》：即《太平圣惠方》。是中国古代医方书类著作，属于中国宋代官修方书。全书共1670门，方16834首。包括脉法、处方用药、五脏病证、内、外、骨伤、金创、胎产、妇、儿、丹药、食治、补益、针灸等，每一病证，冠以隋代巢元方《诸病源候论》有关论述。该书所搜集的医方，较能反映北宋前期的医学水平，其中有关外科五善七恶之说，小儿急、慢惊风的分辨，眼科开内障眼论所载白内障针拨手术之详细过程，均为中国现存最早记录，具有一定的临床研究参考价值。

③补中强志：谓增强脾胃及肾的功能。中指中焦脾胃。肾藏志，"志"在此处指肾。

④建莲：系我国籽莲的一个品系，一般是指历史上生产于建州府（建宁府），即今福建闽北地区专

上贡宫廷的优质莲子，与产于湖南的湘莲、浙江的宣莲共称中国三大历史名莲。建莲外观粒大饱满，圆润洁白，色如凝脂，具有补脾、养心益肾、壮阳、固精等攻效，主治脾虚泄泻、多梦遗精、崩漏带下等症。

藕粥

　　慈山[1]参入。治热渴，止泄，开胃消食，散留血，久服令人心欢。磨粉调食，味极淡，切片煮粥，甘而且香。凡物制法异，能移其气味，类如此。

荷鼻粥

　　慈山参入。荷鼻即叶蒂，生发元气，助脾胃，止渴、止痢、固精。连茎叶用亦可。色青形仰[2]，其中空，得《震》卦[3]之象。《珍珠囊》[4]：“煎汤烧饭，和药，治脾。”以之煮粥，香清佳绝。

注

①慈山：作者自号慈山居士，故以慈山自称。

②仰：向上；对上。

③震卦之象：是八卦之一，卦象为☳。

④《珍珠囊》：公元1186年（宋淳熙十三年，金大定二十六年），金张元素编著。全书共一卷，药一百味。对药物的气味、升降浮沉、归经、补泻，均有阐述。

芡实粥

《汤液本草》①："益精强志，聪耳明目。"
按：兼治湿痹、腰脊膝痛、小便不禁、遗精白浊②。
有粳、糯二种，性同，入粥俱需烂煮，鲜者佳，扬雄《方言》③曰："南楚④谓之鸡头。"

注

① 《汤液本草》：元代王好古撰，是一部中药学著作。共三卷，刊于1289年。卷上为药性总论部分，选辑李杲《药类法象》《用药心法》的部分内容并作了若干补充。卷中、下分论药物，分草、木、果、菜、米谷、玉石、禽、兽、虫等九部，共收238种药物。书中所论药性，均根据各药所入三阴经、三阳经的特点，结合药物的气味、阴阳、升降浮沉等性能予以发挥，并附引了有关的各家论述。

② 白浊：中医学名词，指淋病。患者尿道发炎，化脓，尿液呈乳白色。

③ 扬雄《方言》：全称《輶轩使者绝代语释别国方言》，简称《方言》，西汉扬雄（公元前53～公元19年）撰。《方言》是汉代训诂学一部重要的工具书，也是中国第一部汉语方言比较词汇集。它的问世表明中国古代的汉语方言研究已经由先前的萌芽状态渐渐发展起来。《方言》被誉为中国方言学史上第一部"悬之日月而不刊"的著作，在世界的方言学史上也具有重要的地位。

④ 南楚：古地区名。北起淮汉，南至江南，约包括今安徽中部、西南部，河南东南部、湖南、湖北东部及江西等地区。

老老恒言

读经典 学养生

LAO
LAO
HENG
YAN

卷五

薏苡[1]粥

《广济方》[2]："治久风湿痹。"又《三福丹书》[3]："补脾益胃。"按：兼治筋急拘挛，理脚气，消水肿。张师正《倦游录》[4]云："辛稼轩患疝，用薏珠东壁土[5]炒服即愈。"乃上品养心药。

注

① 薏苡：即薏苡仁。为禾本科植物薏苡的干燥成熟种仁。秋季果实成熟时采割植株，晒干，打下果实，再晒干，除去外壳、黄褐色种皮和杂质，收集种仁。

② 《广济方》：医方著作。又名《开元广济方》《玄宗开元广济方》《明皇开元广济方》等。唐李隆基主持编纂，颁行于开元十一年（723 年）。五卷。今佚，其佚文可见于《外台秘要》《医心方》《证类本草》等。

③ 《三福丹书》：明龚应圆著。

④ 张师正《倦游录》：又作《倦游杂录》，八卷。宋人张师正著。为一部古代汉族文言轶事小说。是仿照《容斋随笔》而作的，在几百篇作品中，涉及中国古代汉族天文、地理、政治、经济、科学、文化、人物、奇闻等社会生活的各个方面，内容可谓丰富多彩。

⑤ 东壁土：古旧房屋东边墙上的土。甘、温、无毒。治霍乱烦闷、泄痢温疟，疗下部疮、脱肛、小儿脐风等。

扁豆粥

《延年秘旨》："和中补五藏。"按：兼消暑

读经典　学养生

老老恒言

LAO
LAO
HENG
YAN

卷
五

除湿解毒，久服发不白。荚有青紫二色，皮有黑、白、赤、斑四色，白者温，黑者冷，赤、斑者平。入粥去皮，用干者佳，鲜者味少淡。

御米粥

《开宝本草》[1]："治丹石发动，不下饮食，和竹沥入粥。"按：即罂粟[2]子。《花谱》[3]名丽春花。兼行风气，逐邪热，治反胃、痰滞、泻痢，润燥固精。水研滤浆入粥，极香滑。

① 《开宝本草》：古代汉族药物学著作，刘翰、马志等编著于（公元973—974年）。自《新修本草》问世后，历300余年，由于社会的发展，药品数量的增加，该书已不适应形势的需要。因此，宋开宝六年诏刘翰、马志等九人取《新修本草》《蜀本草》加以详校，参以《本草拾遗》，"刊正别名，增益品目。"计20卷。名曰《开宝新详定本草》。翌年又进行重修增加品种，订正分类。收载新旧药物983种，共21卷。名曰《开宝重定本草》。本书早已散佚，但其内容还可从《证类本草》《本草纲目》中见到。

② 罂粟：可以通称罂粟属的近180种植物，也可以按《中国植物志》特指鸦片罂粟。罂粟是制取鸦片的主要原料，同时其提取物也是多种镇静剂的来源，如吗啡、蒂巴因、可待因、罂粟碱、那可丁，具有麻醉性。

③ 《花谱》：宋游默斋著。

姜粥①

《本草纲目》"温中,辟恶气。"又《手集方》②:"捣汁煮粥,治反胃。"按:兼散风寒,通神明,取效甚多。《朱子语录》③:有"秋姜夭人天年"之语,治疾勿泥。《春秋运斗枢》④曰:"璇星⑤散而为姜。"

注

① 姜粥:适用于外感风寒导致的发热恶寒、无汗、头身痛者。风热感冒引起的干咳、咽痛,以及胃热烦渴多饮者忌用。生姜性味辛温,具有发汗解表、温中止呕、温肺止咳的功效。还具有促进消化、镇吐、镇痛、抗炎消肿、升高血压等作用。

②《手集方》:又名《薛弘庆兵部手集方》《李绛兵部手集方》《兵部手集》。共三卷。唐代李绛传方,薛弘庆撰。本书已佚,今可见《证类本草》引《兵部手集》二十六条。

③《朱子语录》:朱熹的语录。其弟子李道传编辑。共三十三卷。

④《春秋运斗枢》:作者不详,《春秋》纬书,纬书是相对于儒家的经书而言。

⑤ 璇星:星名,亦作"璿星"。北斗第二星。

香稻叶粥

慈山参入。按:各方书俱烧灰淋汁用,惟《摘元妙方》,"糯稻叶煎,露一宿,治白浊。"《纲目》谓"气味辛热",恐未然。以之煮粥,味薄而香清,薄能利水,香能开胃。

读经典 学养生

老老恒言

LAO
LAO
HENG
YAN

卷
五

丝瓜叶粥

慈山参入。丝瓜性清寒，除热利肠，凉血解毒。叶性相类。瓜长而细，名马鞭瓜，其叶不堪用。瓜短而肥，名丁香瓜，其叶煮粥香美。拭去毛，或姜汁洗。

桑芽粥

《山居清供》："止渴明目。"按：兼利五藏，通关节，治劳热，止汗。《字说》[1]云："桑为东方神木。"煮粥用初生细芽，苞含未吐者，气香而味甘。《吴地志》[2]："焙干代茶，生津清肝火。"

注

①《字说》：北宋王安石撰，共二十卷（王安石《进〈字说〉表》称"二十四卷"）。

②《吴地志》：唐陆广微撰。一卷。多记古国吴地之事。

胡桃粥

《海上方》[1]："治阳虚腰痛，石淋[2]五痔[3]。"按：兼润肌肤，黑须发，利小便，止寒嗽，温肺润肠。去皮研膏，水搅滤汁，米熟后加入，多煮生油气。或加杜仲、茴香，治腰痛。

杏仁粥

《食医心镜》[4]："治五痔下血。"按：兼治风热咳嗽，润燥。出关西者名巴旦，味甘尤美。去皮尖，水研滤汁，煮粥微加冰糖。《野人闲话》云⑤："每日晨起，以七枚嚼，益老人。"

注

① 《海上方》：又名《海上名方》《海上仙方》《孙真人海上方》。托名唐孙思邈撰，据《郑堂读书记》记载，当为宋钱竽撰。书中列常见一百二十余种病证的单验方，每病编成七言歌诀，便于习诵。

② 石淋：中医学病症名。小便涩痛，尿出砂石。又称砂淋、沙石淋。多因下焦积热，煎熬水液所致。

③ 五痔：病症名。肛门痔五种类型之合称。《备急千金要方》卷二十三："夫五痔者，一曰牡痔，二曰牝痔，三曰脉痔，四曰肠痔，五曰血痔。"

④ 《食医心镜》：唐咎殷（797～859）著。咎氏精通医理，擅长产科，通晓药物学，对摄生、食疗也颇有研究。他的食治医方多具有取材容易、价廉效验之特点。

⑤ 《野人闲话》：宋景焕撰，杂事小说集，《崇文总目》小说类著录，共五卷。记录孟蜀时事。

胡麻粥

　　《锦囊秘录》①："养肺，耐饥耐渴。"按：胡麻即芝麻。《广雅》②名藤宏。坚筋骨，明耳目，止心惊，治百病。乌色者名巨胜，仙经所重。栗色者香却过之。炒研加水，滤汁入粥。

松仁粥

《纲目》方："润心肺，调大肠。"按：兼治骨节风，散水气、寒气，肥五藏，温肠胃。取洁白者，研膏入粥。色微黄，即有油气，不堪用。《列仙传》③云："偓佺④好食松实，体毛数寸。"

注

① 《锦囊秘录》：又名《冯氏锦囊》，五十卷。清冯兆张撰。包括《内经纂要》《杂症大小合参》《脉诀纂要》《女科精要》《外科精要》《药按》《痘疹全集》《杂症痘疹药性主治合参》八种。分别辑取《内经》等基础理论及所涉临床各科的精要。参以己见，重点发挥。对于几种痘疹论述尤详。全书内容丰富，收集民间效方亦较多。

② 《广雅》：我国最早的一部百科词典，仿照《尔雅》体裁编纂的一部训诂学汇编，收字18150个，相当于《尔雅》的续篇，篇目分为19类，各篇的名称、顺序、说解的方式，以至全书的体例，都和《尔雅》相同。

③ 《列仙传》：西汉刘向撰。是中国最早且较有系统的叙述古代黄老道者事迹的著作，记载了从赤松子（神农时雨师）至玄俗（西汉成帝时仙人）七十一位黄老道家一脉传承者的姓名、身世和事迹，时代跨度较大。传记体例仿《列女传》，首为众仙传记，记后各有四言赞语，篇末总赞。《列仙传》一开始出现并非道书，有人认为是志怪小说，也有人看作杂史杂传，但它后来被收入《道藏》（138册），成为道书。

④ 偓佺（wò quán）：古代传说中的仙人名。汉刘

老读经典
老老学养生
恒言

LAO
LAO
HENG
YAN

卷
五

向《列仙传·偓佺》："偓佺者，槐山采药父也，好食松实，形体生毛，长数寸，两目更方，能飞行逐走马。"

菊苗粥

《天宝单方》[1]："清头目。"按：兼除胸中烦热，去风眩，安肠胃。《花谱》曰："茎紫，其叶味甘者可食，苦者名苦薏，不可用。苗乃发生之气聚于上，故尤以清头目有效。"

菊花粥[2]

慈山参入。养肝血，悦颜色，清风眩，除热解渴，明目。其种以百计。《花谱》曰："野生单瓣，色白开小花者良，黄者次之。"点茶[3]亦佳。煮粥去蒂，晒干磨粉和入。

①《天宝单方》：即唐《天宝单方图》。作者不详。
②菊花粥：适用于平素肝火旺导致的头晕胀痛、面红目赤、口苦口干、急躁易怒等，亦可作为夏季清热解暑之品。菊花性寒味苦而辛，具有疏风清热、解毒明目的功效。脾胃虚寒者忌服。现代研究表明，菊花还具有解热、抗炎、抗菌、抗病毒，以及预防和治疗动脉硬化症、高脂血症、高血压病、冠心病等作用。
③点茶：犹泡茶。

梅花粥

《采珍集》①："绿萼花瓣，雪水煮粥，解热毒。"
按：兼治诸疮毒。梅花凌寒而绽，将②春而芳，得造
物生气之先。香带辣性，非纯寒。粥熟加入，略沸。
《埤雅》③曰："梅入北方变杏。"

佛手柑粥

《宦游日札》："闽人以佛手柑作菹，并煮粥，
香清开胃。"按：其皮辛，其肉甘而微苦。甘可和中，
辛可须气，治心胃痛宜之，陈者尤良。入粥用鲜者，
勿久煮。

注

①《采珍集》：又名《留青采珍集》，十二卷。清
　陈枚（？～1864）著。
②将：将要；就要。
③《埤（pí）雅》：宋陆佃（1042～1102）撰。共
　二十卷，专门解释名物，以为《尔雅》的补充，
　所以称为《埤雅》。埤：增加，增益，增补。

百合粥

《纲目》方："润肺调中①。"按：兼治热咳、
脚气。嵇含《草木状》②云："花白叶阔为百合，花
红叶尖为卷丹，卷丹不入药。"窃意花叶虽异，形
相类而味不相远③，性非迥别。

砂仁粥

《十便良方》④："治呕吐，腹中虚痛。"按：
兼治上气咳逆胀痞⑤，醒脾，通滞气，散寒饮，温
肾肝。炒去翳。研末点入粥，其性润燥。韩懋《医
通》⑥曰："肾恶燥，以辛润之。"

老读经典
老恒学养生
言

LAO
LAO
HENG
YAN

卷
五

注

①调中：中医学术语。调和中焦阻塞。
②稽含《草木状》：全称《南方草木状》。计上
　卷草类二十九种，中卷木类二十八种，下卷果类
　十七种和竹类六种，共八十种。书中并有生物
　防治的记载。是我国现存最早的植物志。稽含
　（262～306年），字君道，晋朝上虞人，是世界
　上第一个植物学家，稽含于二十七岁时投身军旅，
　在军旅中，听到别人讲述岭南的一些草木，就把
　它们随时记录下来，然后选择整理，编辑成《南
　方草木状》一书。
③远：差距大。
④《十便良方》：方书，全称是《新编近时十便良方》。
　南宋郭坦（履道）撰于庆元元年（1195年）。此
　书以孙稽仲《大衍方》为基础，又遍搜方书，"摘
　其简而至切，迅而不暴，与时运相宜者"，附益而成。
　以其具有用药少、取用方便等"十便"，故名。
⑤上气：肺气上逆。痞：中医学指胸腹间气机阻塞
　不舒的一种自觉症状，有的仅有胀满的感觉，称"痞
　块""痞积"。
⑥韩懋《医通》：综合性医书，共二卷。上卷分绪论、
　六法兼施、脉诀、处方、家庭医案共五章；下卷
　列悬壶医案、药性裁成、方诀无隐、同类勿药计

四章。韩懋（1441～1522），又名白自虚，字天爵，号飞霞子，人称白飞霞，四川泸州人。韩氏通易，尊《素》、《难》如六经，认为丹溪"能集名医之大成"。著有《韩氏医通》二卷、《杨梅论治方》一卷、《海外奇方》等，现仅存《韩氏医通》，是一部少而精之作。

五加芽粥

《家宝方》①："明目止渴。"按：《本草》："五加根皮效颇多。"又云："其叶作蔬，去皮肤风湿，嫩芽焙干代茶，清咽喉。作粥，色碧香清，效同。"《巴蜀异物志》②名文章草。

枸杞叶粥

《传信方》③："治五劳七伤④，豉汁和米煮。"按：兼治上焦客热⑤，周痹风湿，明目安神。味甘气凉，与根皮及子性少别。《笔谈》⑥云："陕西极边生者大合抱，摘叶代茶。"

注

①《家宝方》：全称《卫生家宝方》，医方著作，又名《卫生家宝》。六卷，另有卷首一卷。宋·朱端章辑，徐安国补订，刊于1184年。本书为作者历年所收集和试用效方的汇编。卷首为方剂总目录，药件修制总例（记录300余种药物的炮炙法）；卷一至卷六分为内、外、妇、儿各科病证验方，共43门，880余方。现中国仅存日抄残本（缺卷

一及卷六）。

②《巴蜀异物志》：三国蜀谯周（201～270）撰。已佚。从各书引文看，当是记载巴蜀地区的风俗、物产的书籍。

③《传信方》：医书名。见《唐书·艺文志》，二卷。唐刘禹锡撰。刘禹锡，字梦得，彭城（今江苏徐州）人。生于唐大历七年，卒于会昌三年。所收方药大都符合验、便、廉的原则，所载方剂，涉及内外妇儿等多方面，但原书已亡佚，现在所看，为明清医书中所辑录而成。

④五劳：《素问》"五劳"指久视伤血、久卧伤气、久坐伤肉、久立伤骨、久行伤筋。后也指志劳、心劳、思劳、忧劳和疲劳。七伤：大饱伤脾，大怒气逆伤肝，强力举重久坐湿地伤肾，形寒饮冷伤肺，忧愁思虑伤心，风雨寒暑伤形，恐惧不节伤志。

⑤上焦：中医学名词。中医谓六腑中的三焦之一。一般指胃的上口到舌下这一部位，包括心、肺。主要功能是呼吸和血液循环等。客热：外来的热邪。

⑥《笔谈》：为《梦溪笔谈》的一部分，《笔谈》共二十六卷，分为十七门，依次为故事、辨证、乐律、象数、人事、官政、机智、文艺、书画、技艺、器用、神奇、异事、谬误、讥谑、杂志、药议。

枇杷叶粥

《枕中记》①："疗热嗽，以蜜水涂炙，煮粥去叶食。"按：兼降气止渴，清暑毒。凡用，择经霜老叶，拭去毛，甘草汤洗净，或用姜汁炙黄，肺病可代茶饮。

茗粥

《保生集要》[2]：“化痰消食，浓煎入粥。”按：兼治疟痢，加姜。《茶经》[3]曰：“名有五：一茶，二槚[4]，三蔎[5]，四茗，五荈[6]。”《茶谱》[7]曰：“早采为茶，晚采为茗。”《丹铅录》[8]：“茶即古‘荼’字。《诗》‘谁谓荼苦’是也。”

注

① 《枕中记》：《本草纲目》所引书目有叶天师《枕中记》。叶天师，即唐代术士叶静能，唐中期术士，经历唐高宗、武则天、唐玄宗三朝，曾出任唐代国子监祭酒，撰有《天真皇人九仙经》《北帝灵文》等。

② 《保生集要》：清张文遘撰。二卷。

③ 《茶经》：唐陆羽著。《茶经》是中国乃至世界现存最早、最完整、最全面的介绍茶的一部专著，被誉为茶叶百科全书。此书是关于茶叶生产的历史、源流、现状、生产技术，以及饮茶技艺、茶道原理的综合性论著，是划时代的茶学专著，也是精辟的农学著作和阐述茶文化的书。该书将普通茶事升格为一种美妙的文化艺能，推动了汉族茶文化的发展。

④ 槚（jiǎ）：茶树的古称。

⑤ 蔎（shè）：茶的别称。

⑥ 荈（chuǎn）：茶的老叶，即粗茶。

⑦ 《茶谱》：明朱权撰。全书除绪论外，分十六则。在其绪论中，简洁地道出了茶事是雅人之事，用以修身养性，绝非白丁可以了解。“盖羽多尚奇古，制之为末，以膏为饼。至仁宗时，而立龙团、凤团、

月团之名，杂以诸香，饰以金彩，不无夺其真味。然天地生物，各遂其性，莫若叶茶。烹而啜之，以遂其自然之性也。予故取烹茶之法，末茶之具，崇新改易，自成一家。"标意甚明，书中所述也多有独创。

⑧《丹铅录》：明杨慎撰，是其考证诸书异同之作。

苏叶粥

慈山参入。按：《纲目》："用以煮饭，行气解肌①，入粥功同。"按：此乃发表散风寒之品，亦能消痰和血止痛，背面皆紫者佳。《日华子本草》②谓："能补中益气。"窃③恐未然。

苏子④粥

《简便方》⑤："治上气咳逆。"又《济生方》⑥："加麻子仁，顺气顺肠。"按：兼消痰润肺。《药性本草》⑦曰："长食苏子粥，令人肥白身香。"《丹房镜源》⑧曰："苏子油能柔五金⑨八石。"

①行气：中医学术语。谓使气血通畅。解肌：即解除肌表之邪。是对外感证初起有汗的治法。

②《日华子本草》：全称《日华子诸家本草》。著作年代不详。本书作者，据宋代掌禹锡："国初开宝中四明人撰，不着姓氏，但云日华子大明序集诸家本草近世所用药，各以寒、温、性、味、华、实、虫、兽为类，其言功用甚悉，凡甘卷。"明代李

时珍认为《千家姓》有大姓，"日华子盖姓大名明也"，故本书又称为《大明本草》。据上所述，可知本书是将诸家本草结合当时所常用的药物编纂而成。对每药的性状、功用叙述比较全面。

③窃：私下里，私自。表示个人意见或行为的谦词。

④苏子：性温味辛。归肺、大肠经。降气消痰，止咳平喘，润肠通便。用于痰壅气逆，咳嗽气喘，肠燥便秘。

⑤《简便方》：即《简便单方》，共二卷。明杨起著。杨起，字远林，号长病老人。

⑥《济生方》：又名《严氏济生方》。宋·严用和撰。成书于宋宝祐元年（1253）。原书共十卷，有论治70篇，方400首；咸淳三年（1267）又写成《续方》，收前书未备之医论24篇，方90首。

⑦《药性本草》：作者附"引用书目"谓唐甄权著。甄权为隋唐年间著名针灸医家，许州扶沟人。著有《药性论》，以讨论药物性能为主，对君、臣、佐、使及禁忌等论述最详。未著《药性本草》。今传《药性本草》为明薛己著，共二卷，载药287种。

⑧《丹房镜源》：唐独孤滔著。

⑨五金：指金、银、铜、铁、锡。八石：古代道家炼丹所常用的硃砂、雄黄、雌黄、空青、云母、硫磺、戎盐、硝石八种石质原料。

藿香粥

《医余录》："散暑气，辟恶气。"按：兼治脾胃、吐逆霍乱、心腹痛，开胃进食。《交广杂志》谓："藿香，木本。"《金楼子》①言："五香共是一木，叶为霍香，入粥用南方草本，鲜者佳。"

薄荷[2]粥

　　《医余录》："通关格[3]，利咽喉，令人口香。"
按：兼止痰嗽，治头痛脑风，发汗，消食下气，去舌苔。
《纲目》云："煎汤煮饭能去热，煮粥尤妥。"扬雄《甘
泉赋》作茇葀[4]。

注

①《金楼子》：梁元帝萧绎撰。是南北朝时期的一
　部重要子书，但却不载于《梁书·元帝本纪》，
　其原因恐有三：一是《金楼子》成书时正遇梁末
　战乱，姚察撰《梁史》时所据国史旧文本无记载；
　二是江陵亡陷，《金楼子》被西魏于谨大军掠至
　长安而入秘阁，姚察不得见；三是姚思廉续补时
　恐因唐太宗之故，而不得载《金楼子》于《梁书》。
②薄荷：性味辛凉，具有疏散风热、清利头目、利
　咽透疹的功效。现代研究表明，薄荷具有抗菌、
　抗病毒、消炎止痛、止痒、促进汗腺分泌、增加
　散热等作用。
③关格：中医学名词，病症名。"关"为大小便不通，
　"格"为饮食即吐，并称"关格"。亦专指大小
　便不通的病症。
④茇葀（bá kuò）：即薄荷。

松叶粥

　　《圣惠方》："细切煮汁作粥，轻身益气。"按：
兼治风湿疮，安五藏，生毛发，守中耐饥。或捣汁

读经典 学养生

老老恒言

LAO
LAO
HENG
YAN

卷五

读经典 学养生

老老恒言

LAO
LAO
HENG
YAN

卷五

澄粉曝干,点入粥。《字说》云:"松柏为百木之长,松犹公也,柏犹伯也。"

柏叶粥

《遵生八笺》:"神仙服饵。"按:兼治呕血便血、下痢烦满。用侧柏叶随四时方向采之,捣汁澄粉入粥。《本草衍义》云[1]:"柏木西指,得金之正气,阴木而有贞德者。"

①《本草衍义》:古代汉医著作之一,北宋寇宗奭编著于公元1116年,宋政和六年。寇氏编著此书的目的和方法正如他在本书序录中所说:"本草二部,其间撰著之人,或执用己私,失于商校,致使学者检据之间,不得无惑。"

花椒粥

《食疗本草》[1]:"治口疮。"又《千金翼》[2]:"治下痢腰腹冷,加炒面煮粥。"按:兼温中暖肾,除湿,止腹痛。用开口者,闭口有毒。《巴蜀异物志》:"出四川清溪县者良,香气亦别。"

栗[3]粥

《纲目》方:"补肾气,益腰脚,同米煮。"按:兼开胃活血。润沙收之,入夏如新。《梵书》[4]名笃迦,其扁者曰栗楔,活血尤良。《经验方》⑤："每早细嚼风干栗，猪肾粥助之，补肾效。"

老老恒言

读经典 学养生

LAO
LAO
HENG
YAN

卷
五

注

①《食疗本草》：中国唐代的本草专著，是世界上现存最早的食疗专著，集古代食疗之大成，为中国和世界医学的发展作出巨大贡献。作者孟诜（621～713），河南汝州人，被誉为世界食疗学的鼻祖。关于该书名称来源，有争议。范行准认为，该书原本是孟诜《补养方》，经张鼎增补后，并重新命名；也有观点认为，该书在《千金要方》食治篇的基础上，增订而成，书目见《旧唐书·艺文志》。

②《千金翼》：唐孙思邈撰。约成书于永淳二年（682）。作者集晚年近三十年之经验，以补早期巨著《千金要方》之不足，故名翼方。孙思邈认为生命的价值贵于千金，而一个处方能救人于危殆，以千金来命名此书极为恰当。《千金翼方》是我国历史上最重要的中医药典籍之一。

③栗：性温，味甘平；入脾、胃、肾经。养胃健脾，补肾强筋，活血止血。主治反胃不食，泄泻痢疾，吐血，衄血，便血，筋伤骨折瘀肿、疼痛，瘰疬肿毒等病症。栗子虽有补益作用，但多食反不易消化，容易导致消化不良，故少吃常服才能补而不滞。

④《梵书》：是古印度的一种宗教文献。其编写时间大约在公元前900年至前500年之间。

⑤《经验方》：即《瑞竹堂经验方》，共十五卷。元沙图穆苏撰。分为诸风、心气痛、疝气、积滞、痰饮、喘嗽、羡补、头面、耳眼鼻口、发齿、咽喉、杂治、疮肿、妇女、小儿共十五门，采方

三百一十余首。选方较为精要，或选自各家方书，或采录见闻中经验效方。沙图穆苏，字谦斋，故有的书署名萨谦斋撰。

绿豆粥

《普济方》[①]："治消渴[②]饮水。"又《纲目》方："解热毒。"按：兼利小便，厚肠胃，清暑下气。皮寒肉平，用须连皮，先煮汁，去豆下米煮。《夷坚志》[③]云："解附子毒。"

鹿尾粥

慈山参入。鹿尾，关东风干者佳。去脂膜，中有凝血，如嫩肝，为食物珍品。碎切煮粥，清而不腻，香有别韵，大补虚损。盖阳气聚于角，阴血会于尾。

注

①《普济方》：我国历史上部头最大的方剂书籍，它载方达 61739 首。明朝朱棣（周定王）、滕硕、刘醇等编，刊于 1406 年。书中广泛辑集明以前的医籍和其他有关著作分类整理而成。

②消渴：中医学病症名。口渴，善饮，多尿，消瘦。包括糖尿病、尿崩症等。

③《夷坚志》：汉族文言志怪集，南宋洪迈撰。书名出自《列子·汤问》：《山海经》为"大禹行而见之，伯益知而名之，夷坚闻而志之。"大意是指《山海经》中的故事是大禹看到的，伯益取的名，夷坚听说后记载下来了。可见洪迈是以夷

坚自谓，将其书比作《山海经》。

燕窝粥

　　《医学述》[1]："养肺化痰止嗽，补而不滞，煮粥淡食有效。"按：《本草》不载，《泉南杂记》[2]采入，亦不能确辨是何物。色白治肺，质清化痰，味淡利水，此其明验。

①《医学述》：清吴仪洛著。吴仪洛（约1704～1766），字遵程，澉浦人。秀才。先世藏书甚富，且多海内稀见医书。幼习举业，旁览医籍，后改研歧黄。著有《一源必彻》《四诊须详》《杂症条律》《女科宜今》及《周易注》《春秋传义》等，然皆多散佚。
②《泉南杂记》：明陈懋仁撰。所载山川、古迹、禽鱼、花木以及郡县事实，颇为详具。

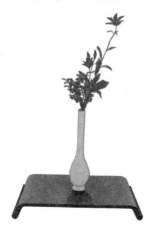

中品二十七

山药^①粥

《经验方》："治久泄。糯米水浸一宿，山药炒熟，加沙糖、胡椒煮。"按：兼补肾精，固肠胃。其子生叶间，大如铃，入粥更佳。《杜兰香传》^②云："食之辟雾露。"

白茯苓粥^③

《直指方》^④："治心虚、梦泄、白浊^⑤。"又《纲目》方："主清上实下。"又《采珍集》："治欲睡不得睡"按：《史记·龟策传》："名伏灵，谓松之神灵所伏也。"兼安神，渗湿，益脾。

①山药：又称薯蓣、土薯、山薯蓣、怀山药、淮山、白山药，是《中华本草》收载的草药，药用来源为薯蓣科植物山药干燥根茎。山药具有滋养强壮、助消化、敛虚汗、止泻之功效，主治脾虚腹泻、肺虚咳嗽、糖尿病消渴、小便短频、遗精、妇女带下及消化不良的慢性肠炎。

②《杜兰香传》：东晋曹毗撰。写神女杜兰香的故事。

③白茯苓粥：适用于脾气不足引起的纳少腹胀、大便溏薄、小便不利、水肿，以及心神不宁、心悸失眠等。茯苓味甘、淡，性平，归心、肺、脾、肾经。利水渗湿，健脾，宁心。用于水肿尿少，痰饮眩悸，脾虚食少，便溏泄泻，心神不安，惊

悸失眠。

④《直指方》：全名《仁斋直指方》，又名《仁斋直指方论》《仁斋直指》，26卷。宋·杨士瀛撰于1264年。是一部以论述内科杂病证治为重点的临床综合性医书。据证释方，参以家传经验。全书析为七十九条，每条之后，另有"附遗"，系明嘉靖年间朱崇正所续增。

⑤白浊：尿液浑浊不清，色白如泔浆，或初尿不浑，留置稍长，沉淀呈积粉样的表现。

赤小豆粥

《日用举要》："消水肿。"又《纲目》方："利小便，治脚气，辟邪厉①。"按：兼治消渴，止泄痢、腹胀、吐逆。《服食经》②云："冬至日食赤小豆粥，可厌疫鬼③。"即辟邪厉之意。

蚕豆粥

《山居清供》："快胃和脾。"按：兼利藏府。《本经》不载。《万表积善堂方》④："有误吞针，蚕豆同韭菜食，针自大便出。"利藏府可验。煮粥宜带露采嫩者，去皮用，皮味涩。

注

①邪厉：疫疬邪气。厉：通"疬"。

②《服食经》：即《彭祖服食经》。

③厌（yā）：用迷信手法镇服驱避鬼邪。疫鬼：散布瘟疫的鬼神。

④《万表积善堂方》：即《万氏积善堂集验方》。

读老老
经   恒
典学 养
    言生

LAO
LAO
HENG
YAN

卷
五

共三卷。明·鹿元居士辑。卷上收男女服药论、调元、调经、安胎等医理短论，是为"广嗣要语"。并录金锁思仙丹、五子衍宗丸等嗣育方近50首。卷中载补益剂50首及五隐君两篇医论。卷下录各科杂方60余首。

天花粉[1]粥

《千金月令》："治消渴。"按：即栝楼根。《炮炙论》[2]曰："圆者为栝，长者为楼，根则一也。"水磨澄粉入粥，除烦热，补虚安中，疗热狂时疾[3]，润肺降火，止嗽，宜虚热人。

注

①天花粉：味甘、微苦，性微寒。归肺、胃经。清热泻火，生津止渴，消肿排脓。《本草正义》：药肆之所谓天花粉者，即以蒌根切片用之，有粉之名，无粉之实。天花粉为葫芦科植物栝楼的根，是一种中药，为清热泻火类药物，其具体功效是清热泻火，生津止渴，排脓消肿。主治热病口渴、消渴、黄疸、肺燥咯血、痈肿、痔瘘。对于治疗糖尿病，常用它与滋阴药配合使用，以达到标本兼治的作用。

②《炮炙论》：即《雷公炮炙论》。共三卷，南北朝刘宋·雷敩约撰于公元五世纪。古代中医学经典著作。此书为我国最早的中药炮制学专著，原载药物300种，每药先述药材性状及与易混品种区别要点，别其真伪优劣，是中药鉴定学之重要文献。《雷公炮炙论》也是中国最早的制药专著。

③时疾：季节性流行病。

面粥

《外台秘要》[①]："治寒痢白泻。麦面炒黄，同米煮。"按：兼强气力，补不足，助五藏。《纲目》曰："北面性平，食之不渴；南面性热，食之发渴：随地气而异也。"《梵书》名迦师错。

腐浆粥

慈山参入。腐浆即未点成腐者，诸豆可制，用白豆居多。润肺、消胀满，下大肠浊气，利小便。暑月入人汗有毒。北方呼为甜浆粥，解煤毒，清晨有肩挑鬻[②]于市。

①《外台秘要》：中国唐代由文献辑录而成的综合性医书。又名《外台秘要方》。40卷。王焘撰成于天宝十一载（752）。本书汇集了初唐及唐以前的医学著作。对医学文献进行大量的整理工作，使前人的理论研究与治疗方药全面系统地结合起来。

② 鬻（yù）：卖。

龙眼肉[①]粥

慈山参入。开胃悦脾，养心益智，通神明，安五藏，其效甚大。《本草衍义》曰："此专为果，未见入药。"非矣。《名医别录》[②]云："治邪气，除蛊毒，久服强魂，轻身不老。"

老老恒言

读经典 学养生

老老恒言

LAO
LAO
HENG
YAN

卷五

大枣③粥

慈山参入。按：道家方药，枣为佳饵，皮利肉补。去皮用，养脾气，平胃气，润肺止嗽，补五藏，和百药。枣类不一，青州黑大枣良，南枣味薄微酸，勿用。

注

① 龙眼肉：味甘性温。具有补心脾、益气血的功效。但湿阻中满、有痰饮、湿热指者忌服。

②《名医别录》：简称《别录》，三卷。辑者佚名（一作陶氏）。约成书于汉末。除了对《神农本草经》一书药物的药性、功用、主治等内容有所补充之外，又补记365种新药物，分别记述其性味、有毒无毒、功效主治、七情忌宜、产地等。由于本书系历代医家陆续汇集，故称《名医别录》。原书早佚。梁·陶弘景撰注《本草经集注》时，在收载《神农本草经》365种药物的同时，又辑入本书的365种药物，使本书的基本内容保存下来。其佚文主要见于《证类本草》《本草纲目》等书。

③ 大枣：性味甘温，具有补中益气，滋阴补阳，养血安神之功效。但亦能助湿生热，令人中满，故湿盛脘腹胀满、痰热咳嗽者当忌用。

蔗浆粥

《采珍集》："治咳嗽、虚热，口干舌燥。"按：兼助脾气，利大小肠，除烦热，解酒毒。有青紫二种，青者胜。榨为浆，加入粥。如经火沸，失其本性，与糖霜何异？

柿饼粥

《食疗本草》：“治秋痢。”又《圣济方》：“治鼻窒不通。”按：兼健脾涩肠，止血止嗽，疗痔。日干为白柿，火干为乌柿，宜用白者。干柿去皮纳瓮中，待生白霜，以霜入粥尤佳。枳椇粥慈山参入。按：俗名鸡距子，形卷曲如珊瑚，味甘如枣。《古今注》名树蜜。除烦清热，尤解酒毒。醉后次早，空腹食此粥颇宜。老枝嫩叶，煎汁倍甜，亦解烦渴。

老老恒言

读经典 学养生

LAO
LAO
HENG
YAN

卷五

注

①枳椇（zhǐ jù）：味甘性平，入胃经。解酒毒，止渴除烦，止呕，利大小便。适用于醉酒，烦渴，呕吐，二便不利。

枸杞子粥

《纲目》方：“补精血，益肾气。”按：兼解渴除风，明目安神。谚云：“去家千里，勿食枸杞。”谓能强盛阳气也。《本草衍义》曰：“子微寒，今人多用为补肾药。未考经意。”

木耳粥

《鬼遗方》①：“治痔，按桑、槐、楮②、榆、柳，为五木耳。”《神农本草经》③云：“益气不饥，轻身强志。”但诸木皆生耳，良毒亦随木性。煮粥食，兼治肠红④，煮必极烂，味淡而清。

①《鬼遗方》：即《刘涓子鬼遗方》。古代汉医经典著作之一。据说是晋末的刘涓子在丹阳郊外巧遇"黄父鬼"时所遗留的一部外科方面的专著，又称《神仙遗论》。据《隋书·经籍志》所载为十卷，今本则只存五卷，后刘涓子后人传与南齐龚庆宣而传世，原书又称《痈疽方》，经龚庆宣整理后，成今本《刘涓子鬼遗方》。

②楮（chǔ）：落叶乔木，树皮是制造桑皮纸和宣纸的原料。

③《神农本草经》：又称《本草经》或《本经》，中医四大经典著作之一，作为现存最早的中药学著作，约起源于神农氏，代代口耳相传，于东汉时期集结整理成书，成书非一时，作者亦非一人。其中大部分中药学理论和配伍规则，以及"七情和合"原则在几千年的用药实践中发挥了巨大作用，是中医药药物学理论发展的源头。在李时珍出版《本草纲目》之前，该书一直被看作是最权威的医书。全书分三卷，载药365种，以三品分类法，分上、中、下三品。

④肠红：指大便出血。主要因为湿热瘀毒留注大肠或脾阳不振、统摄失司所致。

小麦粥

　　《食医心镜》："治消渴。"按：兼利小便，养肝气，养心气，止汗。《本草拾遗》曰："麦凉曲①温，麸②冷面热。"备四时之气，用以治热，勿令皮拆③，拆则性热，须先煮汁，去麦加米。

菱[4]粥

《纲目》方："益肠胃，解内热[5]。"按：《食疗本草》曰："菱不治病，小有补益。"种不一类，有野菱生陂塘中，壳硬而小，曝干煮粥，香气较胜。《左传》"屈到嗜芰"即此物。

注

① 曲（qū）：酿酒或制酱时引起发酵的东西。
② 麸（fū）：小麦磨面过箩后剩下的皮。
③ 拆：通"坼（chè）"。裂开。
④ 菱（líng）：一年生水生草本植物，果实有硬壳，有角，称"菱"或"菱角"，可食。
⑤ 内热：与外热相对，指热邪入里或阴虚生热而致热势明显的病例变化。

淡竹叶粥

慈山参入。按：春生苗，细茎绿叶似竹，花碧色，瓣如蝶翅。除烦热，利小便，清心。《纲目》曰："淡竹叶煎汤煮饭，食之能辟暑。"煮饭曷[1]若煮粥尤妥？

贝母粥

《资生录》："化痰止嗽、止血，研入粥。"按：兼治喉痹目眩及开郁，独颗者有毒。《诗》云："言采其虻[2]。"虻本作莔。《尔雅》："莔，贝母也。"《诗》本不得志而作，故曰采虻，为治郁也。

①曷（hé）：怎么；为什么。

②言采其蝱（méng）：语出《诗经·鄘风·载驰》。蝱，通"茵（méng）"。

竹叶粥

《奉亲养老书》[①]："治内热目赤头痛。加石膏同煮，再加沙糖，此即仲景竹叶石膏汤之意。"按：兼疗时邪发热，或单用竹叶煮粥，亦能解渴除烦。

竹沥[②]粥

《食疗本草》："治热风。"又《寿世青编》[③]："治痰火。"按：兼治口疮、目痛、消渴，及痰在经络四肢，非此不达。粥熟后加入。《本草补遗》曰："竹沥清痰，非助姜汁不能行。"

①《奉亲养老书》：宋陈直撰。广泛搜集老人食治之方、医药之法、摄养之道，专门论述老人养生及防病治病的理论和方法。

②竹沥：味甘、苦，性寒。归心、肝、肺经。具有清肺降火，滑痰利窍之功效。用于中风痰迷，肺热痰壅，惊风，癫痫，热病痰多，壮热烦渴，子烦，破伤风。

③《寿世青编》：一部养生专著，又名《寿世编》，由清代名医尤乘撰。清康熙六年（1667 年）以附于丛书《士材三书》的形式刊刻问世。尤氏博采《内经》、老子、庄子、孙思邈等各家的养生论述，

自饮食起居、四时调摄至劳逸情志、气功、按摩等均详尽阐发。收载了150余种药物炮制方法，总结了病后的食疗方、饮食宜忌。

牛乳粥

《千金翼》："白石英、黑豆饲牛，取乳作粥，令人肥健。"按：兼健脾除疸黄。《本草拾遗》云："水牛胜黄牛。"又芝麻磨酱，炒面煎茶，加盐，和入乳，北方谓之面茶，益老人。

鹿肉粥

慈山参人。关东有风干鹿肉条，酒微煮，碎切作粥，极香美。补中益气力，强五藏。《寿世青编》曰："鹿肉不补，反痿人阳。"按：《别录》指茸能痿阳，盖因阳气上升之故。

淡菜①粥

《行厨记要》②："止泄泻，补肾。"按：兼治劳伤、精血衰少、吐血、肠鸣、腰痛。又治瘿③，与海藻同功。《刊石药验》④曰："与萝卜或紫苏、冬瓜，入米同煮，最益老人，酌宜用之。"

注

①淡菜：贻贝的肉经烧煮曝晒而成的干制食品。味佳美，因煮晒时不加盐，故名。

②《行厨记要》：冯耕庐著。

③瘿（yǐng）：是颈前两侧肿大的一类疾病，相当于西医甲状腺疾病的总称。

④《刊时药验》：后唐人撰。作者不详。

鸡汁粥

《食医心镜》："治狂疾，用白雄鸡。"又《奉亲养老书》："治脚气，用乌骨雄鸡。"按：兼补虚养血。《巽》为风为鸡，风病忌食。陶弘景《真诰》①曰："养白雄鸡可辟邪，野鸡不益人。"

鸭汁②粥

《食医心镜》："治水病③垂死，青头鸭和五味煮粥。"按：兼补虚除热，利水道，止热痢。《禽经》④曰："白者良，黑者毒；老者良，嫩者毒。野鸭尤益病人。忌同胡桃、木耳、豆豉食。"

注

①《真诰》：上清派宗教书籍，为南朝道士陶弘景所著。陶弘景，字通明，自号华阳隐居，谥号贞白先生，丹阳秣陵（今江苏南京）人，是道教重要派别上清派的承传者。

②鸭汁粥：适用于体虚浮肿、小便不利以及阴虚内热者。鸭肉肥腻，多食气滞，所以应将浮油除去。脾胃虚弱、大便溏泄者亦不宜服用。

③水病：即水肿病。

④《禽经》：传为春秋晋国乐师师旷撰，晋张华注，共一卷。全文三千余字，是作者在参阅前人有关

鸟类著述的基础上，总结了宋代以前的鸟类知识，包括命名、形态、种类、生活习性、生态等内容。尽管其体例结构简单，内容也稍嫌粗糙，但作为我国早期的鸟类志，仍有较大的意义。

老老恒言

读经典　学养生

LAO
LAO
HENG
YAN

卷五

海参粥

《行厨记要》："治痿，温下元。"按：滋肾补阴。《南闽记闻》言捕取法：令女人裸体入水，即争逐而来。其性淫也。色黑入肾，亦从其类。先煮烂细切，入米加五味。

白鲞①粥

《遵生八笺》："开胃悦脾。"按：兼消食，止暴痢腹胀。《尔雅翼》②曰："诸鱼干者皆为鲞，不及石首鱼，故独得白名。"《吴地志》曰："鲞字从美下鱼，从鲞者非。"煮粥加姜豉。

①白鲞（xiǎng）：剖开晒干的黄鱼。
②《尔雅翼》：训诂书。宋代罗愿撰。解释《尔雅》草木鸟兽虫鱼各种物名，以为《尔雅》辅翼，所以名为《尔雅翼》。

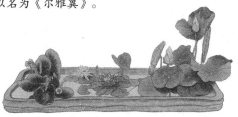

老老恒言

读经典 学养生

LAO
LAO
HENG
YAN

卷五

下品三十七

酸枣仁①粥

《圣惠方》："治骨蒸②不眠。水研滤汁，煮粥候熟，加地黄汁再煮。"按：兼治心烦，安五藏，补中益肝气。《刊石药验》云："多睡生用，便不得眠；炒熟用，疗不眠。"

注

①酸枣仁：味甘性平。具有养心益肝安神、敛汗的功效。现代研究表明，酸枣仁具有镇静、催眠、镇痛、抗心律失常、改善心肌缺血以及降血压的功效。

②骨蒸：虚热的一种，临床常称作"骨蒸潮热"。"骨"表示深层的意思，"蒸"是熏蒸的意思，形容阴虚潮热的热气自里透发而出，故称为骨蒸。

车前子粥

《肘后方》①："治老人淋病，绵裹入粥煮。"按：兼除湿，利小便，明目。亦疗赤痛，去暑湿，止泻痢。《服食经》云："车前一名地衣，雷之精也，久服身轻，其叶可为蔬。"

肉苁容粥

《陶隐居药性论》："治劳伤，精败面黑。先煮烂，加羊肉汁和米煮。"按：兼壮阳，润五藏，暖腰膝，助命门相火②。凡不足者，以此补之。酒浸，刷去浮甲，蒸透用。

①《肘后方》：全称为《肘后备急方》，相传为道教二葛之一晋葛洪著，是一部典故渊源较多的古典医书，也是中国第一部临床急救手册。八卷，七十篇。

②命门相火：中医学名词，即命门之火。《难经》认为人体有左右二肾，右肾为"命门"。肾主水同时亦藏火，此火即命门之火。相火，相对心为君火而言。

牛蒡根粥

《奉亲养老书》："治中风，口目不动，心烦闷。用根曝干，作粉入粥，加葱椒五味。"按：兼除五藏恶气，通十二经脉。冬月采根，并可作菹，甚美。

郁李仁①粥

《独行方》②："治脚气肿，心腹满，二便不通，气喘急。水研绞汁，加薏苡仁入米煮。"按：兼治肠中结气，泄五藏膀胱急痛。去皮，生蜜浸一宿，漉③出用。

①郁李仁：蔷薇科植物郁李、欧李、榆叶梅、长梗扁桃等的种仁。性平，味苦、甘，有润肺滑肠、下气利水的功效。能治疗大肠气滞，燥涩不通，

小便不利，大腹水肿，四肢浮肿，脚气等症状。

②《独行方》：即《集验独行方》，唐韦宙撰。内容可能涉及多种疾病，但对岭南脚气病的治疗十分重视。

③澹：使干润。

大麻仁粥

《肘后方》："治大便不通。"又《食医心镜》："治风水①腹大，腰脐重痛，五淋涩痛。"又《食疗本草》："去五藏风，润肺。"按：麻仁润燥之功居多，去壳煎汁煮粥。

榆皮粥

《备急方》："治身体暴肿，同米煮食，小便利，立愈。"按：兼利关节，疗邪热，治不眠。初生荚仁作糜食，尤易睡，嵇康《养生论》②谓"榆令人瞑"也。捣皮为末，可和菜菹③食。

注

①风水：水肿病的一种。多由风邪侵袭，肺气失于宣降，不能通调水道，水湿潴留体内所致。

②《养生论》：三国嵇康作，是我国古代养生论著中较早的名篇。主要论述了养生的必要性与重要性，主张形神共养，尤重养神；提出养生应见微知著，防微杜渐，以防患于未然；要求养生须持之以恒，通达明理，并提出了一些具体养生途径。文章论述透彻，富有文采。现存于《嵇中散集》《昭明文选》等书中。

③菹（zū）：酸菜；腌菜。

桑白皮粥

　　《三因方》①："治消渴，糯谷炒拆白花同煮。"
又《肘后方》治同。按：兼治咳嗽吐血，调中下气。
采东畔嫩根，刮去皮，勿去涎，炙黄用。其根出土
者有大毒。

麦门冬②粥

　　《南阳活人书》③："治劳气欲绝，和大枣、竹
叶、炙草煮粥。"又《寿世青编》："治嗽及反胃。"
按：兼治客热口干心烦。《本草衍义》曰："其性
专泄不专收，气弱胃寒者禁服。"

①《三因方》：宋陈无择（1131～1189）著。陈无
　择行医济世，除从事医学理论研究之外，并著书
　立说，穷研受病之源，阐发"三因学说"，著成《三
　因极一病证方论》十八卷，简称《三因方》。
②麦门冬：为百合科植物麦冬或沿阶草的块根。味甘、
　微苦，性微寒。归肺、胃、心三经。具有滋阴润肺，
　益胃生津，清心除烦之功效。常用于肺燥干咳，
　肺痈，阴虚劳嗽，津伤口渴，消渴，心烦失眠，
　咽喉疼痛，肠燥便秘，血热吐衄。
③《南阳活人书》：宋朱肱（1050～1125）撰。共
　二十二卷。本书对伤寒各证和其他一些杂病予以
　详细的论述，对张仲景学术颇多发明，是一部较
　早的全面系统研究《伤寒论》的著作。

地黄①粥

《臞仙神隐书》②："利血生精，候粥熟再加酥蜜。"按：兼凉血生血，补肾真阴③。生用寒，炙熟用微温。煮粥宜鲜者，忌铜铁器。吴旻《山居录》④云："叶可作菜，甚益人。"

注

① 地黄：玄参科植物地黄的新鲜或干燥块根。秋季采挖，除去芦头、须根及泥沙，鲜用或炮制后用。分为鲜地黄、干地黄和熟地黄。味甘、苦，性寒，归心、肝、肾经。具有清热生津，凉血，止血，补血滋阴，益精填髓的功效。

② 《臞（qú）仙神隐书》：明朝出版的图书，明宁献王朱权（1378～1448）撰，共二卷。主要叙述隐居习道的日常诸事，其中收载了不少月令形式的农业技术资料。

③ 真阴：中医学名词。亦称"肾水""元阴"。与"真阳"相对而言。真阳寓于命门之中，为先天之真火，是肾生理功能的动力，亦可说是人体热能的源泉。真阴则与真阳相对而言，指肾的阴液（包括肾所藏的精），是真阳功能活动的物质基础。

④ 吴旻《山居录》：据《本草纲目》引书及本书所附书目，当为"王旻"。王旻，唐朝人，生平不详。《山居录》，主要记载药物栽培的古农书，也可以称为现存最早的药物种植技术专著。

吴茱萸粥

《寿世青编》："治寒冷心痛腹胀。"又《千金翼》：酒煮茱萸治同。此加米煮，检开口者，洗数次用。按：兼除湿、逐风、止痢。周处《风土记》[1]："九日以茱萸插头，可辟恶。"

常山粥

《肘后方》："治老年久疟，秫米同煮，未发时服。"按：兼治水胀、胸中痰结，截疟[2]乃其专长。性暴悍，能发吐。甘草末拌蒸数次，然后同米煮，化峻厉为和平也。

注

[1] 周处《风土记》：由西晋周处所编。此周处即是"周处除三害"的周处。此书是记述地方风俗的名著，是迄今为止我国较早记述地方习俗和风土民情的著作，比另一部同类性质的地方性岁时节令专著——南北朝的《荆楚岁时记》要早好多年。此书对于端午、七夕、重阳等等民俗节日，都有重要记述。

[2] 截疟：治疟疾的方法之一。在疟疾发作前的适当时间，使用内服药或针刺等方法，以制止疟疾的发作。

白石英粥

《千金翼方》："服石英法，捣碎水浸澄清，每早取水煮粥，轻身延年。"按：兼治肺痿、湿痹、疸黄，实大肠。《本草衍义》曰："攻疾可暂用，未闻久服之益。"

老老恒言

读经典 学养生

LAO
LAO
HENG
YAN

卷五

紫石英粥

《备急方》："治虚劳惊悸。打如豆，以水煮取汁作粥。"按：兼治上气、心腹痛、咳逆邪气，久服温中。盖上能镇心，重以去怯也；下能益肝，湿以去枯也。

慈石粥

《奉亲养老书》："治老人耳聋。捣末绵裹，加猪肾煮粥。"《养老书》又方：同白石英，水浸露地，每日取水作粥，气力强健，颜如童子。"按：兼治周痹①风湿，通关节，明目。

①周痹：中医病症名。痹证之及于全身者，为风寒湿邪乘虚侵入血脉、肌肉所致。

滑石粥

《圣惠方》："治膈上烦热。滑石煎水，入米同煮。"按：兼利小便，荡胸中积聚，疗黄疸、石淋、水肿。《炮炙论》曰："凡用，研粉，牡丹皮同煮半日，水淘曝干用。"

白石脂粥

《子母秘录》："治水痢不止。研粉和粥，空心服。"按：石脂有五种，主治不相远，涩大肠、止痢居多。此方本治小儿弱不胜药者，老年气体虚赢，亦宜之。

葱白[1]粥

《小品方》[2]："治发热头痛。连须和米煮，加醋少许，取汗愈。"又《纲目》方："发汗解肌，加豉。"按：兼安中，开骨节，杀百药毒，用胡葱[3]良，不可同蜜食，壅气害人。

读经典学养生

老老恒言

LAO
LAO
HENG
YAN

卷五

注

①葱白：辛温，具有发汗解表、散寒通阳、解毒散结的功效。不宜与蜂蜜同服。
②《小品方》：又名《经方小品》，十二卷。东晋·陈延之撰。约撰于公元454～473年。已佚，佚文散见于《外台秘要》《医心方》中。
③胡葱：多在南方栽培，质柔味淡，以食葱叶为主。

莱菔[1]粥

《图经本草》[2]："治消渴。生捣汁煮粥。"又《纲目》方："宽中下气。"按：兼消食、去痰、止咳、治痢，制面毒[3]。皮有紫白二色。生沙壤者大而甘，生瘠地者小而辣，治同。

莱菔子粥

《寿世青编》："治气喘。"按：兼化食除胀，利大小便，止气痛。生能升，熟能降，升则散风寒，降则定喘咳。尤以治痰、治下痢，厚重有殊绩[4]。

读老老经恒典言学养生

老老恒言

LAO
LAO
HENG
YAN

卷五

水研滤汁加入粥。

注

①莱菔（lái fú）：即萝卜。李时珍《本草纲目·莱菔》："莱菔乃根名，上古谓之芦萉，中古转为莱菔，后世讹为萝葡。"

②《图经本草》：宋朝政府组织编撰的图谱性本草学著作，全书共21卷。见于现存的古籍中的药条就有780种，其中新增103种，635种药名下附本草图933幅，多数图是写实图，形象逼真。实际上这是一部全面描绘植物的类别、形态，图文并茂的书籍。

③面毒：谓食面后胃脘胀闷烦渴。

④绩：成绩；功绩。此处译为功效。

菠菜粥

　　《纲目》方："和中润燥。"按：兼解酒毒，下气止渴，根尤良，其味甘滑。《儒门事亲》①云："久病大便涩滞不通，及痔漏，宜常食之。"《唐会要》②："尼波罗国③献此菜，为能益食味也。"

注

①《儒门事亲》：中国古代汉医著作之一，张从正编撰，共十五卷，成书于1228年。秉承张氏"唯儒者能明其理，而事亲者当知医"之思想，故命名为《儒门事亲》。书中前三卷为张从正亲撰，其余各卷由张氏口述，经麻知几、常仲明记录、整理而为完书。

②《唐会要》：记述唐代各项典章制度沿革变迁的
史书，始称《新编唐会要》，现简称《唐会要》，
是中国历史上第一部《会要》专著。100卷，北宋
王溥撰。

③尼波罗国：今尼泊尔。

甜菜粥

　　《唐本草》[①]："夏月煮粥食，解热，治热毒痢。"
又《纲目》方："益胃健脾。"按：《学圃录》[②]：
"甜本作菾，一名莙荙菜，兼止血，疗时行壮热[③]。
诸菜性俱滑，以为健脾，恐无验。"

注

①《唐本草》：即《新修本草》。是古代中药学著
作之一，由苏敬于公元 657 ～ 659 年主持编纂，
李绩等二十二人修定，世称《唐本草》。本书有
本草 20 卷，目录 1 卷，又有药图 25 卷，图经 7 卷，
计 53 卷。载药 844 种，比《本草经集注》增加
114 种。其中还记载了用白锡、银箔、水银调配成
的补牙用的填充剂，这也是世界医学史上最早的
补牙的文献记载。

②《学圃录》：金受昌著，生平不详。

③时行：中医学病名，又名时气。为感受四时不正
之气所致的流行性疾病。壮热：高热，高烧。

秃菜根粥

　　《全生集》[①]："治白浊。用根煎汤煮粥。"按：
《本草》不载。其叶细皱，似地黄叶，俗名牛舌头草，

即野甜菜，味微涩，性寒解热毒，兼治癣。《鬼遗方》云："捣汁熬膏药贴之。"

芥菜粥

《纲目》方："豁痰辟恶。"按：兼温中止嗽，开利九窍②。其性辛热而散耗人真元。《别录》谓"能明目"，暂时之快也。叶大者良，细叶有毛者损人。

韭叶③粥

《食医心镜》："治水痢。"又《纲目》方："温中暖下。"按：兼补虚壮阳，治腹冷痛。茎名韭白，根名韭黄。《礼记》谓韭为"丰本"，言美在根，乃茎之未出土者。治病用叶。

①《全生集》：即《外科证治全生集》。共一卷，刊于乾隆五年（1740）。由王维德整理祖传秘术及生平经验而成。本书先总述痈疽病因、证候、诊法并列症29种。按人体上、中、下三部分论外科病证治疗，并兼以内、妇、儿各科病症治疗经验，计外科效方75首，杂病验方48首。另介绍200余种外科常用药之性能及其炮制，复附有作者治验之案，甚便于临床施用。

②九窍：中医学名词。出自《素问·生气通天论》，指人体的两眼、两耳、两鼻孔、口、前阴尿道和后阴肛门。

③韭叶：即韭菜。韭菜味甘、辛，性温，平素内热、

咽痛目赤、口舌生疮者慎用。

韭子粥

《千金翼》："治梦泄遗尿。"按：兼暖腰膝，治鬼交①甚效，补肝及命门，疗小便频数。韭乃肝之菜，入足厥阴经。肝主泄，肾主闭，止泄精尤为要品。

苋菜粥

《奉亲养老书》："治下痢，苋菜煮粥食，立效。"按：《学圃录》："苋类甚多，常有者白、紫、赤三种，白者除寒热，紫者治气痢②，赤者治血痢③，并利大小肠，治痢初起为宜。"

注

①鬼交：心理学上叫作梦交，中医学中称作鬼交。古人认为凡是鬼交的人，气弱神衰是重要的内因。
②气痢：有实证和虚证之分。实证为粪便如蟹末稠黏，有里急后重感，腹胀，大便时排气较多，其气臭秽。或兼肠鸣、小便不利等。是由于湿热瘀滞，气机不得宣畅所致。虚证为腹胀排气时大便随之而下，是由于中气下陷，肠虚不固所致。
③血痢：又称赤痢，为中医学名词。即泄下之物为血色黏液。

鹿肾粥

《日华本草》："补中安五藏，壮阳气。"又《圣惠方》："治耳聋。俱作粥。"按：肾俗名腰子，兼补一切虚损。麋类鹿，补阳宜鹿，补阴宜麋。
《灵苑记》[1]有鹿补阴、麋补阳之说，非。

羊肾粥

《饮膳正要》[2]："治阳气衰败，腰脚痛。加葱白、
枸杞叶，同五味煮汁，再和米煮。"又《良疗心镜》：
"治肾虚精竭，加豉汁五味煮。"按：兼治耳聋、
脚气。方书每用为肾经引导。

① 《灵苑记》：北宋沈括著。
② 《饮膳正要》：元忽思慧撰，成于元朝天历三年（公
元 1330 年），全书共三卷。卷一讲的是诸般禁忌，
聚珍品馔。卷二讲的是诸般汤煎，食疗诸病及食
物相反中毒等。卷三讲的是米谷品、兽品、禽品、
鱼品、果菜品和料物等。

猪髓粥

慈山参入。按：《养老书》[1]："猪肾粥加葱，
治脚气。"《肘后方》："猪肝粥加绿豆，治溲涩，
皆罕补益。肉尤动风，煮粥无补。"《丹溪心法》[2]：
"用脊髓治虚损，补阴兼填骨髓，入粥佳。"

猪肚粥

《食医心镜》："治消渴饮水，用雄猪肚煮取
浓汁，加豉作粥。"按：兼补虚损，止暴痢，消积聚。

《图经本草》曰:"四季月宜食之,猪水畜而胃属土,用之以胃治胃也。"

老读经
老典
恒学养
言生

LAO
LAO
HENG
YAN

卷五

①《养老书》:即《奉亲养老书》。

②《丹溪心法》:此当指《丹溪心法类集》,明代太医院御医杨珣著。本书已佚。

羊肉粥

《饮膳正要》:"治骨蒸久冷,山药蒸熟,研如泥,同肉下米作粥。"按:兼补中益气,开胃健脾,壮阳滋肾,疗寒疝①。杏仁同煮则易糜,胡桃同煮则不燥,铜器煮损阳。

羊肝粥

《多能鄙事》②:"治目不能远视。羊肝碎切,加韭子炒研,煎汁下米煮。"按:兼治肝风虚热目赤,及病后失明。羊肝能明目,他肝则否,青羊肝尤验。

羊脊骨粥

《千金·食治》③方:"治老人胃弱。以骨捶碎,煎取汁,入青粱米煮。"按:兼治寒中羸瘦,止痢补肾,疗腰痛。脊骨通督脉,用以治肾,尤有效。

①寒疝:中医学名词。疝气的一种。症见阴囊肿硬

而冷，睾丸痛，喜暖畏寒或形寒肢冷等。

②《多能鄙事》：全书共十二卷。明代初期的类书。
刘基（1311～1375年）撰。该书分十一个部分收
录了日常生活中必备的知识。其中卷一至卷三与
饮食有关，但是其记载有许多与元代的《居家必
用事类全集》类似。这一点在卷二记述的基本烹
饪方法中尤为显著。卷四记述了老年人的食疗养
生方法。

③《千金·食治》：见《备急千金要方》卷
二十六，主要论述一些常见食物如何治疗疾病。

犬肉①粥

《食疗心镜》："治水气鼓胀。和米烂煮，空
腹食。"按：兼安五藏，补绝伤②，益阳事，厚肠胃，
填精髓，暖腰膝。黄狗肉尤补益虚劳，不可去血，
去血则力减，不益人。

麻雀粥

《食治通说》③："治老人羸瘦，阳气乏弱。
麻雀炒熟，酒略煮，加葱和米作粥。"按：兼缩小便④，
暖腰膝，益精髓。《食疗本草》曰："冬三月食之，
起阳道。"李时珍曰："性淫也。"

①犬肉：即狗肉，味甘咸而性温，凡内热、多痰、
阴虚火旺者不宜。

②绝伤：指骨折之类的损伤。

③《食治通说》：南宋娄居中撰。共一卷，本草著作。作者精通儿科，重食治。此书论述饮食疗法，原书已佚。明穆世锡《食物辑要》中尚存其少量佚文。

④缩小便：即缩尿止遗，中医学名词。用具有益气补肾、收敛固涩作用的方药，治疗肾气不固所致遗尿、小便失禁的治法。

鲤鱼粥

《寿域神方》①："治反胃，童便浸一宿，炮焦煮粥。"又《食医心镜》："治咳嗽气喘，用糯米。"按：兼治水肿、黄疸，利小便。诸鱼惟此为佳，风起能飞越，故又动风，风病忌食。

注

①《寿域神方》：即《臞仙寿域神方》。明朱权（字臞仙）撰。

上煮粥方，上中下三品，共百种。调养治疾，二者兼具，皆所以为老年地，毋使轻投攻补耳。前人有食疗、食治、食医，及《服食经》《饮膳正要》诸书，莫非避峻厉以就和平也。且不独治疾宜慎，即调养亦不得概施。如人参粥亦见李绛《手集方》①，其为大补元气，自不待言，但价等于珠，未易供寻常之一饱。听之有力者，无庸摭入以备方②。此外所遗尚多，岂仅气味俱劣之物？亦有购觅难获之品，徒矜③博采，而无当于用，奚取乎？兹撰粥谱，要皆断自臆见，合前四卷，足备老年之颐养。吾之自老其老，恃此道也。乃或传述及之，不无小裨于世。谬妄之讥，又何敢辞！

是岁季冬⑤月之三日慈山居士又书于尾。

注

①《手集方》：李绛（762～829）撰。李绛，字深之，赞皇人。唐宪宗元和二年（807）授翰林学士，知制诰。

②无庸：不用。摭（zhí）：拾取；摘取。

③矜：自夸；夸耀。

④恃：依靠；依仗；凭借。

⑤季冬：冬季的最后一个月，农历十二月。

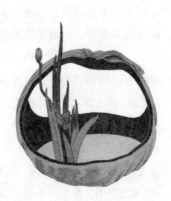